ISBN 978-3-662-27071-4   ISBN 978-3-662-28550-3 (eBook)
DOI 10.1007/978-3-662-28550-3

Ergebnisse der inneren Medizin und Kinderheilkunde.

Inhalt des 61. Bandes.
1942 III u. 921 S. gr. 8°. Mit 236 Abbildungen.
RM 90.—, gebunden RM 98.—

Der 24-Stunden-Rhythmus des menschlichen Blutkreislaufes. Von Dr. med. habil. W. Menzel. (Mit 27 Abbildungen.)

Die intravitale Blutgerinnung. Erster Teil: Physiologische Grundlagen und Besonderheiten der intravitalen Gerinnung. Von Professor Dr. K. Apitz. (Mit 17 Abbildungen.)

Die myelogene Osteopathie. Die normalen und pathologischen Beziehungen von Knochenmark zum Knochen. Von Dr. N. Markoff. (Mit 43 Abbildungen.)

Über die Formen der Reststickstoffsteigerung im Verlauf der Weilschen Krankheit. Zugleich ein Beitrag zur Klinik des hepato-renalen Syndroms. Von Dr. med. habil. A. Dohmen. (Mit 11 Abbildungen.)

Klinische und hirnbioelektrische Epilepsiestudien. Von Dozent Dr. R. Janzen. (Mit 12 Abbildungen.)

Die Entwicklung der epidemischen Kinderlähme in Deutschland und ihr epidemiologischer und klinischer Wandel. Von Dr. A. Windorfer. (Mit 34 Abbildungen.)

Neuere Ergebnisse der Diabetesbehandlung. Von Dozent Dr. med. habil. H. A. Heinsen. (Mit 17 Abbildungen.)

Die Kropfprophylaxe. Von Dr. H. J. Wespi-Eggenberger. (Mit 14 Abbildungen.)

Ergebnisse und Probleme der Leukämiebehandlung mit Röntgenstrahlen. Bearbeitet an einem Krankengut von 40 Jahren. Von Dozent Dr. med. habil. R. Bauer und Dr. A. Vogt. (Mit 7 Abbildungen.)

Aspirationsbiopsie der Leber. Mit einer Übersicht über die Ergebnisse bei 297 Biopsien. Von Dozent Dr. K. Roholm, Dr. N. B. Krarup und Dr. P. Iversen. (Mit 18 Abbildungen.)

Untersuchungen über die reversible Ballung und Sedimentierung der roten Blutkörperchen. (Beitrag zur Theorie und Praxis der Blutsenkung.) Von Dr. med. habil. F. Frimberger. (Mit 20 Abbildungen.)

Über die Spirometrie und ihre Ergebnisse im Kindesalter. Von Dr. E. Püschel. (Mit 16 Abbildungen.)

Namenverzeichnis. Sachverzeichnis. Inhalt der Bände 51—61.

Inhalt des 60. Bandes.
1941 III u. 890 S. gr. 8°. Mit 182 Abbildungen.
RM 90.—; gebunden RM 98.—

Blutkatalase und Wasserstoffsuperoxyd als wirkende Kräfte beim Blutfarbstoffabbau (Pentdyopent in seiner Bedeutung für chemische Physiologie, Blutumsatz und Klinik.) Von Professor Dr. K. Bingold. (Mit 4 Abbildungen.)

Die fetalen Erythroblastenkrankheiten. (Hydrops congenitus universalis, Icterus neonatorum gravis, Anaemia neonatorum) als Ausdruck funktioneller Unreife. Von Dr. J. Wolff. (Mit 5 Abbildungen.)

Über die nichtsexualspezifischen Wirkungen der Keimdrüsenstoffe, ein Beitrag zu ihrer therapeutischen Anwendung in der inneren Medizin. Von Dozent Dr. M. Ratschow. (Mit 9 Abbildungen.)

Herzerkrankungen nach elektrischen Unfällen. Von Dr. S. Koeppen. (Mit 30 Abbildungen.)

Der D-Vitamin-Stoß. Von Professor Dr. B. Rudder. (Mit 7 Abbildungen.)

Die Beriberi des Menschen. Von Professor Dr. A. Schretzenmayr. (Mit 14 Abbildungen.)

Die funktionell-pathologischen Beziehungen zwischen aplastischer Anämie und akuten Leukämien. Von Dozent Dr. R. Stodtmeister und Dr. P. Büchmann. (Mit 1 Abbildung.)

Die Bedeutung der Serumeisenbestimmung für die Klinik. Von Dr. P. Büchmann. (Mit 17 Abbildungen.)

Über die Bedeutung der Reticuloendothelien und Plasmazellen des Knochenmarkes. Von Dr. H. Fleischhacker.

Die Oberflächenspannung in Serum und Liquor. Von O. Künzel. (Mit 47 Abbildungen.)

Die diphtherische Nervenschädigung. Von Dr. A. Beer.

Elektrokardiographie im Säuglings- und Kindesalter. Von Dozent Dr. A. Nádrai. (Mit 48 Abbildungen.)

Namen- und Sachverzeichnis. Inhalt der Bände 51—60.

Inhalt des 59. Bandes.
1940 III u. 873 S. gr. 8°. Mit 191 zum Teil farbigen Abbildungen.
RM 90.—; gebunden RM 98.—

Totale Thyreoidektomie bei Herzkranken. Von Dr. H. Siedeck.

Folgen der krankhaft gestörten äußeren Sekretion des Pankreas. Beitrag zur Periodizität der Organfunktion. Von Professor Dr. W. N. Boldyreff. (Mit 15 Abbildungen.)

Die Fraktionierung des Reststickstoffes des Blutes. Von Dr. P. Larizza.

Über Dauerresultate der internen Magengeschwürsbehandlung. Von Dr. med. habil. K. Steuer. (Mit 1 Abbildung.)

Das deutsche Feldfieber. Von Professor D. W. Rimpau. (Mit 11 Abbildungen.)

Epidemische Gelbsucht (Hepatitis epidemica), Weilsche Krankheit (Icterus contagiosus) und verwandte Krankheitszustände. Ihre Ätiologie, Pathogenese und Prophylaxe. Eine vergleichendepidemiologische Studie. Von Dr. Fr. Wolter.

Der idiopathische Spontanpneumothorax und ähnliche Krankheitsbilder. Von Dr. A. Sattler. (Mit 11 Abbildungen.)

Direkte, indirekte und Konserven-Bluttransfusion. Von Professor Dr. V. Schilling. (Mit 18 Abbildungen.)

Über Klinik, Histologie und Theorie der diphtherischen Herzschädigungen. Von Dr. A. Beer. (Mit 3 Abbildungen.)

Semiologie des Knochenmarks. Ein Studium klinischer Morphologie. Von Professor Dr. A. Fieschi. (Mit 7 Abbildungen.)

Extrainsuläre hormonale Regulatoren im diabetischen Stoffwechsel. Von Dozent Dr. H. Bartelheimer. (Mit 13 Abbildungen.)

Die Temperaturen der menschlichen Haut. Von Dr. med. habil. O. Scheuer. (Mit 41 Abbildungen.)

Namen- und Sachverzeichnis. Inhalt der Bände 51—59.

Ein Generalregister für die Bände 1—25 befindet sich in Band 25 und für die Bände 26—50 in Band 50.

V. Klinische und hirnbioelektrische Epilepsiestudien[1].

Von

RUDOLF JANZEN-Hamburg[2].

Mit 12 Abbildungen.

Inhalt.
                                                                 Seite

Literatur 262
Einleitung 266
  A. Zum Problem der Klassifikation 267
  B. Untersuchungen zum zentral-nervösen Mechanismus des Anfallsgeschehens . . . 270
    1. Ist die epileptische Reaktion eine in Bau und Funktion begründete Eigenschaft des Zentralnervensystems? 270
    2. Das Lokalisationsproblem 273
    3. Handelt es sich beim epileptischen Geschehen um Reiz- oder Enthemmungserscheinungen? 302
    4. Zur Frage der Anfallsbereitschaft 303
  C. Untersuchungen zur Pathogenese 304

Literatur.

ABADIE: Étiologie générale de l'épilepsie commune. Rev. Neur. **64**, 461 (1935).
ADRIAN and MATTHEWS: The interpretation of potential-waves in the cortex. J. of Physiol. **81**, 440 (1935).
— and YAMAGIVA: The origin of the Berger rhythm. Brain **58**, 323 (1935).
ALBERTONI: Über die Pathogenese der Epilepsie. Moleschotts Untersuchungen **12**, 476 (1881).
AMANTEA: Über experimentelle beim Versuchstier infolge afferenter Reize erzeugte Epilepsie. Pflügers Arch. **188**, 287 (1921).
ASENJO: Lokalisierte bioelektrische Ableitungen von der Hirnrinde bei experimentellen Störungen des Blutkreislaufes. I. Abklemmung der Carotis communis. Zbl. Neurochir. **3**, 198 (1938).
ASTWAZATUROW: Über Epilepsie bei Tumoren des Schläfenlappens. Mschr. Psychiatr. **29**, 342 (1911).
v. BECHTEREW: Über das sog. Krampfzentrum und über das Zentrum für die Lokomotion im Niveau der Varolsbrücke. Neur. Zbl. **16**, 4 (1897).
BERGER: [1] Über die Entstehung der Erscheinungen des großen epileptischen Anfalles. Klin. Wschr. **14**, 217 (1935).
— [2] Das Elektroencephalogramm des Menschen. Nova acta Leopoldina, Halle **6**, 173 (1938).

---

[1] Aus der Neurologischen Universitätsklinik Hamburg-Eppendorf (Direktor: Prof. Dr. PETTE).

[2] Mit Unterstützung der Deutschen Forschungsgemeinschaft.

Binswanger: Epilepsie. In Nothnagels Spezielle Pathologie und Therapie. 1904.
— [2] Die Epilepsie. 2. Aufl. 1913.
v. Braunmühl: Ref., gehalten auf dem Kongreß der Gesellschaft Deutscher Neurologen und Psychiater in München 1937: Epilepsie. Anatom. Teil. Z. Neur. **161**, 292 (1938).
Bumke: Genuine Epilepsie und symptomatische epileptische Zustände. Handb. der Inneren Med. 3. Aufl., **5**, 2. Teil, 1678.
Collier: Lumelian lectures on epilepsy I, II, III. Lancet **1928**, 587, 642, 685.
Conrad: [1] Erbanlage und Epilepsie. Untersuchungen an einer Serie von 352 Zwillingspaaren. Z. Neur. **153**, 271 (1935).
— [2] Erbanlage und Epilepsie. II. Die diskordanten Eineiigen. Z. Neur. **155**, 254 (1936).
— [3] Erbanlage und Epilepsie. III. Die konkordanten Eineiigen. Z. Neur. **155**, 509 (1936).
— [4] Epilepsie. Vererbung und Konstitution. Z. Neur. **161**, 280 (1936).
Dusser de Barenne: Physiologie der Großhirnrinde. In Bumke-Foersters Handb. der Neurologie **2**, 268 (1937).
Elias: Säure als Ursache für Nervenübererregbarkeit, ein Beitrag zur Lehre von der Acidose. Z. exper. Med. **7**, 1 (1918).
Ferrier: Funktionen der Großhirnrinde. 1897.
Foerster: [1] Zur Analyse und Pathophysiologie der striären Bewegungsstörungen. Z. Neur. **73**, 1 (1921).
— [2] Hyperventilationsepilepsie. Dtsch. Z. Nervenheilk. **83**, 347 (1925).
— [3] Ref., gehalten vor der Gesellschaft Deutscher Nervenärzte in Düsseldorf: Die Pathogenese des epileptischen Anfalles. Einleitender Überblick, Klinik und Therapie. Dtsch. Z. Nervenheilk. **94**, 15 (1926).
— [4] Die encephalen Tumoren der Oblongata, Pons und des Mesencephalons. IV. Z. Neur. **168**, 492 (1940).
— Gagel u. Mahoney: Die encephalen Tumoren des verlängerten Marks, der Brücke und des Mittelhirns. Arch. f. Psychiatr. **110**, 1 (1939).
— — Die encephalen Tumoren der Oblongata, Pons und des Mesencephalons. III. Z. Neur. **168**, 295 (1940).
Frisch [1] Das vegetative System der Epileptiker. Berlin 1928.
— [2] Die Epilepsie. Biologie. Klinik. Therapie. Wien 1937.
Fritsch u. Hitzig: Über die elektrische Erregbarkeit des Großhirns. Pflügers Arch. **1870**, 300.
Gibbs, F. A.: Electroencephalography in epilepsy. J. Pediatr. **15**, 749 (1939).
— Davis and Lennox: The electro-encephalogram in epilepsy and in conditions of impaired consciousness. Arch. of Neur. **34**, 1133 (1935).
— Lennox and E. L. Gibbs: The electro-encephalogram in diagnosis and in localisation of epileptic seizures. Arch. of Neur. **36**, 1225 (1936).
— and Grass: A Fourier transform of the electro-encephalogram. J. of Neurophysiol. **1**, 521 (1938).
Gowers: Epilepsy and other chronic convulsive diseases. London 1881.
Gozzano: Bioelektrische Erscheinungen bei der Reflexepilepsie. J. Psychol. u. Neur. **42**, 24 (1936).
Gruhle: Epileptische Reaktionen und epileptische Krankheiten. In Bumkes Handb. der Geisteskrankheiten 8, spezieller Teil IV, 669 (1930).
Grüttner u. Bonkáló: Über Ermüdung und Schlaf auf Grund hirnbioelektrischer Untersuchungen. Arch. f. Psychiatr. **111**, 652 (1940).
Hartenberg: [1] Une conception nouvelle de l'épilepsie. Presse méd. **1919**, 664.
— [2] Les accidents épileptiques par inhibitions cérébrales incomplètes ou partielles. Presse méd. **1922**, 1111.
Hitzig: [1] Untersuchungen zur Physiologie des Gehirns. Pflügers Arch. **1873**, 397.
— [2] Gesammelte Abhandlungen: Untersuchungen über das Gehirn 1904.
Horsley and Schaefer: Experiments on the character of the muscular contractions which are evoked by excitation of the various parts of the motor tract. J. of Physiol. **7**, 96 (1886).
Hoff: Über die zentralnervöse Blutregulation. Fortschr. Neur. **1936**, 1.
Hyland, Goodwin and Hall: Clinical applications of electroencephalography. Canad. med. Assoc. J. **41**, 239 (1939).

JACKSON: [1] Observations on the localization of movements in the cerebral hemispheres as revealed by cases of convulsion, chorea and aphasia. West. Riding Lunatic Asylum Medical Reports **3**, 175 (1873).
— [2] Localization of movements in the cerebral hemispheres as revealed by cases of convulsion, chorea and aphasia. Lancet **1**, 162 u. 232 (1873).
JANZ: Die diagnostische Verwertbarkeit einiger Methoden zur Provokation epileptischer Anfälle. Arch. f. Psychiatr. **106**, 67 (1937).
JANZEN: [1] Das Verhalten vegetativer Regulationen im Gefolge der Encephalographie. Dtsch. Z. Nervenheilk. **144**, 175 (1937).
— [2] Hirnbioelektrische Untersuchungen über den physiol. Schlaf und den Schlafanfall bei Kranken mit genuiner Narkolepsie. Dtsch. Z. Nervenheilk. **149**, 93 (1939).
— [3] Klinische Erfahrungen mit Hilfe der Methodik der lokalisierten Ableitung hirnbioelektrischer Erscheinungen durch die Kopfschwarte des Menschen. Vortrag, gehalten auf dem 3. Internationalen Neurologenkongreß, S. 492. Kopenhagen 1939.
— [4] Die Bedeutung der Methode der lokalisierten Ableitung hirnbioelektrischer Erscheinungen für Fragen der menschlichen Pathologie. Forsch. u. Fortschr. **16**, 71 (1940).
— u. KORNMÜLLER: [1] Örtliche Unterschiede hirnbioelektrischer Erscheinungen von kranken Menschen bei Ableitung durch die Kopfschwarte. Arch. f. Psychiatr. **109**, 274 (1939).
— — [2] Hirnbioelektrische Erscheinungen bei Änderungen der Bewußtseinslage. Dtsch. Z. Nervenheilk. **149**, 74 (1939).
— — [3] Hirnbioelektrische Untersuchungen an Kranken mit symptomatischer Epilepsie. Dtsch. Z. Nervenheilk. **150**, 283 (1940).
— u. BEHNSEN: Beitrag zur Pathophysiologie des Anfallsgeschehens, insbesondere des kataplektischen Anfalls beim Narkolepsiesyndrom. Arch. f. Psychiatr. **111**, 178 (1940).
— u. HOMEYER: Die Methode der erzwungenen Wasseranreicherung zur Provokation epileptischer Anfälle. Münch. med. Wschr. **1939**, 1755.
JASPER: Lokalized analysis of the function of the human brain by the electro-encephalogram. Arch. of Neur. **36**, 1131 (1936).
— SALOMON and BRADLY: Studies in behaviour problem children. Amer. J. Psychiatry **95**, 641 (1938).
— and ANDREWS: [1] Human brain-rhythm. I. Recording techniques and preliminary results. J. gen. Psychol. **14**, 98 (1936).
— — [2] Electro-encephalography. II. Normal differentiation of occipital and precentral regions in man. Arch. of Neur. **39**, 96 (1938).
— and NICHOLS: Electrical signs of cortical function in epilepsy and allied disorders. Amer. J. Psychiatr. **94**, 835 (1938).
— and HAWKE: Electro-encephalography. IV. Localization of seizure waves in epilepsy. Arch. of Neur. **39**, 885 (1938).
JUNG: [1] Elektroencephalographische Befunde bei der Epilepsie und ihren Grenzgebieten. Arch. f. Psychiatr. **109**, 335 (1939).
— [2] Das Elektroencephalogramm und seine klinische Anwendung. I. Methodik der Ableitung, Registrierung und Deutung des E.E.G. Nervenarzt **12**, 569 (1939).
— [3] II. Das E.E.G. des Gesunden, seine Variationen und Veränderungen und deren Bedeutung für das pathologische E.E.G. Nervenarzt **14**, 7 u. 104 (1941).
KAPPERS: Hypothalamus en epilepsie. Psychiatr. Bl. **42**, 274 (1938).
KORNMÜLLER: [1] Die bioelektrischen Erscheinungen der Hirnrindenfelder. Leipzig 1937.
— [2] Die bioelektrischen Erscheinungen architektonischer Felder der Großhirnrinde. Biol. Rev. Cambridge philos. Soc. **10**, 383 (1935).
— [3] Der Mechanismus des epileptischen Anfalles auf Grund bioelektrischer Untersuchungen am Zentralnervensystem. Fortschr. Neur. **7**, H. 9 u. 10 (1935).
— [4] Die hirnbioelektrische Untersuchung des Menschen. I. Die Grundlagen der Methodik und das Verhalten des Gesunden. Fortschr. Neur. **12**, H. 6 (1940).
— [5] Weitere Ergebnisse über die normalen hirnbioelektrischen Erscheinungen des Menschen bei Ableitung durch die Kopfschwarte. Z. Neur. **168**, 248 (1940).

Kornmüller u. Janzen: [1] Die Methodik der lokalisierten Ableitungenhirn bioelektrischer Erscheinungen von der Kopfschwarte des Menschen, ihre Begründung und Begrenzung. Z. Neur. **166**, 287 (1939).
— — [2] Über die normalen bioelektrischen Erscheinungen des menschlichen Gehirns. Arch. f. Psychiatr. **110**, 224 (1939).
— — [3] Hirnbioelektrische Untersuchungen bei genuiner Epilepsie. Dtsch. Z. Nervenheilk. **152**, 78 (1941).
Kussmaul u. Tenner: Zitiert nach Binswanger.
McLean: Autonomic epilepsy. Arch. of Neur. **32**, 189 (1934).
Lennox and Cobb: Epilepsy. London 1928.
— E. L. Gibbs and F. A. Gibbs: [1] The inheritance of epilepsy as revealed by the electroencephalogram. J. amer. med. Assoc. **113**, 1002 (1939).
— — — [2] Effect on the electro-encephalogram of drogs and conditions, which influence seizures. Arch. of Neur. **36**, 1236 (1936).
— — — [3] Inheritance of cerebral dysrhythmia and epilepsy. Arch. of Neur. **44**, 1155 (1940).
Loomis, Harvey and Hobart: [1] Cerebral states during sleep as studied by human brain potentials. J. of exper. Psychol. **21**, 127 (1937).
— — — [2] Distribution of disturbance-patterns in the human electro-encephalogram with a special reference to sleep. J. of Neurophysiol. **5**, 411 (1938).
Löwenbach: The electro-encephalogram in healthy relatives of epileptics. The constitutional elements in „idiopathic epilepsy". Bull. Hopkins Hosp. **65**, 125 (1939).
Luciani: Physiologie des Menschen **3**. Jena 1907.
Matthes u. Curschmann: Differentialdiagnose innerer Krankheiten. 7. Aufl. Berlin 1934.
Mautz: Die Veranlagung zu Krampfanfällen. Leipzig 1937.
v. Meduna: Die Konvulsionstherapie der Schizophrenie. Halle 1937.
v. Monakow: [1] Gehirnpathologie. Wien 1905.
— [2] Lokalisation im Großhirn. Wiesbaden 1914.
— u. Mourgue: Biologische Einführung in das Studium der Neurologie und Psychopathologie. Stuttgart 1930.
Morgan: [1] Further observations on the mammillo-infundibular region of the diencephalon and its relation to epilepsy, dementia and the psychoses. Proc. Soc. exper. Biol. a. Med. **25**, 617 (1928).
— [2] Localized destruction and degenerative processes in the brain in idiopathic epilepsy. Proc. Sox. exper. Biol. a. Med. **28**, 444 (1928).
Muskens: Epilepsie. Berlin 1929.
Pawlow: Vorlesungen über die Arbeit der Großhirnhemisphären. Leningrad 1939.
Nachtsheim: [1] Krampfbereitschaft und Erbbild der Epileptiker. Erbarzt **1940**, 1.
— [2] Erbleiden des Nervensystems bei Säugetieren. Handb. der Erbbiologie **5**, 1. Teil, 1.
Penfield: Diencephalic autonomic epilepsy. Arch. of Neur. **22**, 358 (1929).
— Sántha and Cipriani: Cerebral bloodflow during induzes epileptiform seizures in animals and man. J. of Neur. **2**, 257 (1939).
Pette: [1] Die epidemische Encephalitis in ihren Folgezuständen. Dtsch. Z. Nervenheilk. **76**, 1 (1923).
— [2] Über den vegetativen Anfall. Z. Neur. **165**, 320 (1938).
— u. Janzen: Das Verhalten vegetativer Regulationen in der Anfallsbereitschaft bei Epileptikern. Dtsch. Z. Nerzenheilk. **145**, 1 (1938).
Pohlisch: [1] Ref., gehalten auf der Tagung der Gesellschaft Deutscher Neurologen und Psychiater in München 1937: Epilepsie, klinischer Teil. Z. Neur. **161**, 267 (1938).
— [2] Die erbliche Fallsucht. Handb. der Erbkrankheiten **3** (1940).
Pollak: Anlage und Epilepsie. Arb. neur. Inst. Wien **23**, 118 (1922).
Ranson and Ingram: Catalepsy caused by lesions between the mammillary bodies and the third nerves in the cat. Amer. J. Physiol. **101**, 690 (1932).
Redlich u. Binswanger: Die klinische Stellung der sog. genuinen Epilepsie. Berlin 1913.
Rohracher: Die elektrischen Vorgänge im menschlichen Gehirn. Leipzig 1941.
Rouquier: L'épilepsie striée. Encéphale **30**, 338 (1935).
Scholz: [1] Epilepsie. In Bumkes Handb. der Geisteskrankheiten **11**, spezieller Teil VII.

Scholz: [2] Krämpfe im Kindesalter. Pathologisch-anatomischer Teil. Mschr. Kinderheilk. **75**,5 (1938).
Schröder van der Kolk: Bau und Funktionen der Medulla spinalis und oblongata. 1859. (Zitiert nach Binswanger und Muskens.)
Soeken: Striäre Epilepsie. J. Psychiatr. u. Neur. **46**, 329 (1934).
Specht: Vegetatives Nervensystem und Psychopathologie. In L. R. Müller: Lebensnerven und Lebenstriebe, S. 839. Berlin 1931.
Spielmeyer: Ref., gehalten auf der Tagung der Gesellschaft Deutscher Nervenärzte in Düsseldorf: Die Pathogenese des epileptischen Anfalls. Histopathologischer Teil. Dtsch. Z. Nervenheilk. **94**, 54 (1926).
Stauder: [1] Ergebnisse der neueren Epilepsieforschung. Arch. f. Psychiatr. **102**, 457 (1934).
— [2] Epilepsie und Schläfenlappen. Arch. f. Psychiatr. **104**, 181 (1936).
— [3] Ref., gehalten auf der Tagung der Gesellschaft Deutscher Neurologen und Psychiater in München: Epilepsie, Pathogenese und Therapie. Z. Neur. **161**, 321 (1938).
— [4] Epilepsie. Fortschr. Neur. **10**, 163, 189, 237 (1938).
— [5] Epilepsie. Fortschr. Neur. **8**, 1 (1936).
— [6] Konstitution und Wesensveränderung der Epileptiker. Leipzig 1938.
Steblow: [1] Das Problem der Klassifizierung der Epilepsieformen. Z. Neur. **142**, 335 (1932).
— [2] Der epileptische Krampfprozeß im Lichte einiger neuer Ergebnisse. Z. Neur. **150**, 556 (1934).
— [3] Der Mechanismus des epileptischen Krampfanfalles. Psychiatr.-neur. Wschr. **1935**, 3.
Steiner: Epilepsie und Gliom. Arch. f. Psychiatr. **46**, 1091 (1910).
Stern: Die psychischen Störungen bei Hirntumoren und ihre Beziehungen zu den durch Tumorwirkung bedingten diffusen Hirnveränderungen. Arch. f. Psychiatr. **54**, 565 (1914).
Stubbe-Tegglbjaerg: Investigations on epilepsy and water-metabolism. Kopenhagen 1936.
Tönnies: [1] Die Ableitung bioelektrischer Effekte vom uneröffneten Schädel. J. Psychol. u. Neur. **45**, 154 (1933).
— [2] Die unipolare Ableitung elektrischer Spannungen vom menschlichen Gehirn. Naturwiss. **22**, 411 (1934).
Trendelenburg: Örtliche Entstehung und Verlauf des experimentellen Epilepsieanfalles. Dtsch. Z. Nervenheilk. **94**, 58 (1926).
Unverricht: [1] Experimentelle und klinische Untersuchungen über Epilepsie. Arch. f. Psychiatr. **14**, 175 (1883).
— [2] Über experimentelle Epilepsie. Verh. Kongr. Inn. Med. **1887**, 192.
Vogt, C. u. O.: [1] Zur Kenntnis der elektrisch erregbaren Hirnrindengebiete bei den Säugetieren. J. Psychol. u. Neur. **8**, 277 (1907).
— [2] Allgemeine Ergebnisse unserer Hirnforschung. J. Psychol. u. Neur. **25**, Erg.-H, 107 (1932).
Weber u. Jung: Über die epileptische Aura. Z. Neur. **170**, 211 (1940).
Wilson Kinnier: The epilepsies. In Bumke-Foersters Handb. der Neurologie **17**, 1 (1935).
Yakovlev: Neurologic mechanism concerned in epileptic seizures. Arch. of Neur. **37**, 523 (1937).
Ziehen: [1] Zur Physiologie der subcorticalen Ganglien und ihre Beziehung zur Epilepsie. Arch. f. Psychiatr. **21**.
— [2] Experimentelle Untersuchungen zur Pathogenese des epileptischen Anfalles. Allg. Z. Psychiatr. **46**.

Einleitung.

Von einem Verständnis des Wesens und der Ätiologie der Krankheit Epilepsie bzw. der Anfallskrankheiten sind wir noch weit entfernt. Hinsichtlich der Pathogenese des epileptischen Anfalles haben wir eine Fülle von Faktoren kennengelernt (s. z. B. Foerster), ohne zu einer gesicherten oder einheitlichen Auffassung zu kommen. Hinsichtlich des zentralnervösen Mechanismus des Anfallsgeschehens sind wichtige Fragen noch ungeklärt.

Notwendig sind gegenwärtig weniger neue Hypothesenbildungen, die — wie der Wandel der Auffassungen im Laufe der Zeit zeigt — abhängig sind von den jeweils vorherrschenden allgemeinen Richtungen in der Medizin, sondern neue Untersuchungen. Die hier vorgelegte Arbeit bringt neben einem Beitrag zur Frage der Klassifikation Tatsachenmaterial zu noch umstrittenen Fragen. Der referierende Teil findet sich nicht vorangestellt, sondern jeweils zu Beginn der einzelnen Kapitel[1].

Die klinischen Untersuchungen wurden an der Neurologischen Universitätsklinik Hamburg-Eppendorf durchgeführt (s. z. B. die Arbeit gemeinsam mit PETTE), die hirnbioelektrischen Studien am Kaiser Wilhelm-Institut für Hirnforschung in Berlin-Buch (s. die Arbeiten gemeinsam mit KORNMÜLLER). Die in Berlin untersuchten Kranken wurden ausgewählt aus der Forschungsklinik des Kaiser Wilhelm-Institutes, der Neurochirurgischen Klinik der Charité, der Heil- und Pflegeanstalt Berlin-Wuhlgarten für Epilepsiekranke und aus den Bucher Anstalten. Ein Teil der Untersuchungen, auf die sich diese Arbeit stützt, ist — soweit es sich um Einzelfragen handelt — bereits an anderer Stelle ausführlicher veröffentlicht[2].

A. Zum Problem der Klassifikation.

Die bei der Klassifikation der mit Anfällen einhergehenden Krankheiten bisher vorliegenden Begriffsbildungen sind von einer Mannigfalt hinsichtlich der zugrunde gelegten Prinzipien. Anatomisch-lokalisatorische Gesichtspunkte sind enthalten in Namen wie corticale, subcorticale, striäre, spinale Epilepsie, um nur einige zu nennen. Unter Berücksichtigung ätiologischer Gesichtspunkte spricht man von genuiner bzw. idiopathischer oder echter Epilepsie, von Übererregbarkeits-, toxischer, Affekt-, Reflex-, traumatischer Epilepsie, Epilepsie bei hormonalen Störungen, bei organischen Hirnprozessen usw. Endlich gibt es Namensbildungen, die klinische Besonderheiten berücksichtigen, z. B. Epilepsia nocturna, diurna, tarda, Menstruationsepilepsie, Choreaepilepsie, Myoklonusepilepsie usw. Diese Mannigfaltigkeit hat ihre Ursache darin, daß weder durch das Anfallsgeschehen als solches, noch durch ein anatomisches Substrat hinreichende spezifische Merkmale eindeutiger wissenschaftlicher Umgrenzungen gegeben sind.

Als Ergebnis ausgedehnter *pathologisch-anatomischer Untersuchungen* mußte erkannt werden, daß bei organischen Krankheiten des Gehirns weder aus Art noch Sitz eines Prozesses abgeleitet werden kann, ob das betreffende Individuum Krämpfe hatte oder nicht. Ein spezifisches Substrat der sog. idiopathischen bzw. genuinen Epilepsie hat sich nicht nachweisen lassen (s. die zusammenfassenden Arbeiten von SCHOLZ und von v. BRAUNMÜHL). Die von POLLAK und anderen Autoren erhobenen Befunde, die erweisen sollten, daß bei Kranken mit sog. idiopathischer Epilepsie und auch solchen mit Krampfanfällen bei organischen Hirnerkrankungen Zeichen einer minderwertigen Anlage des Gehirns vorhanden sind, sind nicht so häufig, wie dies zur Begründung einer Theorie vorausgesetzt

---

[1] Bei der sehr umfangreichen Epilepsieliteratur ist es unmöglich, alle Arbeiten, die sich auf eine bestimmte Frage beziehen, anzuführen, wenn man den Gang der Darstellung nicht unnötig hemmen will. Daher sind zum Teil nur besonders wichtige oder zusammenfassende Arbeiten genannt. Man wird aber — so hoffe ich — finden, daß keine wesentliche Untersuchung übersehen wurde.

[2] Die Untersuchungen wurden bereits 1939 abgeschlossen. Die Fertigstellung des Manuskriptes verzögerte sich aus äußeren Gründen.

werden müßte (SCHOLZ). Die tatsächlich nachweisbaren anatomischen Veränderungen bei Kranken sind sekundärer Natur, d. h. Folge der mit dem Anfallsgeschehen verbundenen Kreislaufstörungen (SPIELMEYER, SCHOLZ, V. BRAUNMÜHL).

Der *Anfallsablauf* besitzt in keiner Weise kennzeichnende Eigenschaften. Nur im Zusammenhang mit dem gesamten Krankheitsgeschehen kann man aus der Art des Anfalles gewisse Schlüsse ziehen. Bestimmte Anfallsformen erlauben, wenn sie *ausschließlich* vorkommen (z. B. Absencen, JACKSON-Anfälle), in bestimmten Fällen eine spezielle Diagnose. Die gleichen Anfallsformen verlieren im Rahmen anderer Krankheitsbilder, bei denen sie nicht ausschließlich in Erscheinung treten, ihren kennzeichnenden Charakter.

Man konnte daher nur den *ätiologischen Faktor* in den Vordergrund stellen und das Anfallsgeschehen als Symptom auffassen. GRUHLE z. B. überschriftet seine bekannte Darstellung: Epileptische Reaktionen und epileptische Krankheiten. Diese Einstellung war bereits ein großer Fortschritt und brachte zahlreiche neue Erkenntnisse. Die Gruppe der echten (idiopathischen, genuinen) Epilepsien engte sich ein, die der sog. symptomatischen wuchs. Es wurde von zahlreichen Autoren die Auffassung vertreten, daß der Begriff der genuinen Epilepsie sich mit zunehmender Erkenntnis ganz auflösen werde (s. z. B. REDLICH, LENNOX und COBB, KINNIER-WILSON, ABADIE). Für die Epilepsie aus ungeklärter Ursache wurde der Name kryptogenetische Epilepsie in Vorschlag gebracht (KINNIER-WILSON), weil diese Bezeichnung nichts vorwegnehme und gleichzeitig die Aufgabe bezeichne. BINSWANGER hob hervor, daß die Gruppe der sog. genuinen Epilepsie sich auf „rein konstitutionell-dynamische" Fälle beschränke. Diese Restgruppe wird heute als genuine Epilepsie im eigentlichen Sinne aufgefaßt. CONRAD hat mit seinen Zwillingsuntersuchungen dargetan, daß es tatsächlich eine ererbte konstitutionelle Epilepsie gibt[1]. „Genuin" und „ererbt" werden vielfach synonym gebraucht. Während von der Mehrzahl der Kliniker wohl die Auffassung vertreten wird, daß die Diagnose „genuin" eine solche per exclusionem sei, sind einzelne Autoren der Meinung, daß es auch eine *positive* Diagnose der genuinen Epilepsie gebe, und zwar auf Grund einer „spezifischen Wesensänderung" (s. MAUZ, BUMCKE, vor allem STAUDER). Die Untersuchungen STAUDERs über das Verhalten der Epileptiker im ROHRSCHACH-Versuch stehen in diesem Umfang noch vereinzelt da. Er hebt selbst hervor, daß er in seltenen, noch nicht hinreichend geklärten Fällen von symptomatischer Epilepsie die gleichen Befunde erhoben habe wie bei Kranken mit genuiner Epilepsie. Wir selbst haben auch Fälle (Tumorkranke, Traumatiker) beobachtet, die nach der klinischen Symptomatologie (also ohne ROHRSCHACH-Versuch) e'ne Wesensveränderung boten, wie sie als charakteristisch für die genuine Epilepsie gilt. Namhafte ausländische Autoren (KINNIER-WILSON, ABADIE) vertreten weiterhin die Auffassung, daß man nur von kryptogenetischer Epilepsie sprechen könne

---

[1] Die Feststellung der Erblichkeit bedeutet kein Ende der Forschung, sondern muß uns weiterhin veranlassen, dem Wesen der Krankheit nachzugehen, damit die ärztliche Aufgabe des Heilens vielleicht doch noch einmal eine bessere Grundlage findet, als wir sie heute besitzen. Bereits GRUHLE hob hervor, daß der Nachweis der Erblichkeit nicht der pathogenetischen und ätiologischen Forschung enthebe, daß dadurch nur das Problem verschoben werde.

und daß die Erblichkeit und Einheit der Restgruppe „genuine Epilepsie" nicht erwiesen sei.

BUMCKE hat neuerdings im Handbuch der Inneren Medizin den s. E. derzeitigen Stand der Erkenntnis dahingehend zusammengefaßt, daß es eine kontinuierliche Reihe gäbe, an deren einem Ende diejenigen Individuen ständen, die schon auf physiologische Reize mit Krampfanfällen reagierten (genuine Epilepsie), an deren anderem Ende diejenigen stünden, die auf keinen Reiz epileptisch reagierten. Diejenigen Fälle, bei denen eine Krampfbereitschaft zwar vorhanden ist, die aber zur Auslösung des Leidens eines exogenen Faktors bedürfen, werden als „provozierte Epilepsien" (STAUDER) bezeichnet.

Die Einteilung in symptomatische und genuine Epilepsien wertet mit Recht das Anfallsgeschehen nur als Symptom bei der Aufklärung von Krankheiten, die mit Krampfanfällen einhergehen. Diese empirische Einstellung, die bei noch so großer Prägnanz des — oftmals einzigen — Symptoms dieses nicht überwertet, ist klar und auch heuristisch wertvoll. POLISCH hat, in der begrifflichen Klarstellung weitergehend, vorgeschlagen, das Wort Epilepsie nur noch für die erbliche Form der Krankheit zu verwenden, im übrigen aber die Diagnose zu stellen: „Krampfanfälle bei Tumor, Hirnverletzung usw." Dieser Vorschlag ist klar. Das Wort „symptomatische Epilepsie" wird sich in der Praxis aber wohl nicht ganz vermeiden lassen. Ohnehin pflegt man bei erkanntem Grundleiden dieses in der Diagnose voranzustellen. Den Ausdruck „symptomatische Epilepsie" gebraucht man nur dann, wenn Krampfanfälle aus ungeklärter Ursache als einziges Symptom bestehen und doch klinische Erfahrungen, z. B. Erkrankungsalter, Anfallsablauf, den Verdacht nahelegen müssen, daß eine erbliche Fallsucht höchst unwahrscheinlich ist. Eine „symptomatische" Epilepsie im Gegensatz zu einer „idiopathischen" Epilepsie gibt es im strengen Sinne nicht, denn jeder Krampfanfall ist schließlich symptomatisch, also auch jede Krampfkrankheit.

Eine *pathogenetische* Hypothese enthalten diejenigen Einteilungsversuche, die nicht von der Anfallsform und den ätiologischen Faktoren ausgehen, sondern das Anfallsartige des Geschehens als solches in den Mittelpunkt stellen. Es ist bei dieser Einstellung gleichgültig, welcher Art die anfallsweise auftretenden Zustände sind. So werden z. B. Epilepsie, Narkolepsie, Tetanie, Kollapszustände, Zustände von Angina pectoris zusammen betrachtet (COLLIER). Das eigentliche Problem ist bei dieser Einstellung das Wesen der Anfallsbereitschaft schlechthin.

Dieser Gedankengang ist nicht ganz unfruchtbar, könnte doch in Weiterführung desselben dargetan werden, daß die verschiedenen Krankheitsbilder Ausdruck eines lediglich lokalisatorisch verschiedenen primären Angriffspunktes eines gleichartigen Geschehens wären, das selbst wiederum verschiedene Ursachen haben könnte.

Es dürfte heute noch verfrüht sein, den einen oder den anderen Gesichtspunkt ausschließlich in den Vordergrund zu stellen. Erforderlich ist die Analyse umrissener klinischer Krankheitsbilder, z. B. genuine Epilepsie, Pyknolepsie, posttraumatische Epilepsie, Tumor und Epilepsie usw. Erst wenn wir für diese hinreichende Klarheit besitzen, ist vielleicht die Zeit für zusammenfassende Betrachtungen gekommen.

Wir erkennen also, daß wir noch entfernt sind von dem Ziele einer eindeutig bestimmten Begriffsbildung, und daß viel Arbeit erst noch geleistet werden muß, ehe eine rationelle Klassifikation möglich sein wird (vgl. auch die Studie von STEBLOW aus der Schule SPERANSKIS).

B. Untersuchungen zum zentralnervösen Mechanismus des Anfallsgeschehens.
1. Ist die epileptische Reaktion eine in Bau und Funktion begründete Eigenschaft des Zentralnervensystems?

In diesem Abschnitt soll nicht die Bereitschaft zu Anfällen im allgemeinen untersucht werden, sondern die konkrete Frage, ob bei hinreichender Intensität und Dauer eines Reizes jedes Gehirn einmal „epileptisch" reagieren kann. Die Beantwortung dieser Frage gehört zu den Voraussetzungen der Theorienbildung.

Die epileptische Reaktion ist weitverbreitet. „Spontan auftretende" epileptische Anfälle kommen auch bei Tieren vor, z. B. bei Vögeln, Säugetieren — besonders den Carnivoren — (MUSKENS). Puerperale Krämpfe sind bei Pferden, Kühen, Hunden, Schweinen bekannt. Es soll auch Fälle mit echter Reflexepilepsie geben. In der Tierpathologie ist auch über Fälle von erblicher Epilepsie berichtet worden. Für die höheren Säuger ist lediglich eine Kasuistik vorhanden. Genetische Untersuchungen liegen vor über die Weißfußmaus *Peromyscus* (zit. nach NACHTSHEIM) und das weiße Wiener Kaninchen (NACHTSHEIM).

Über die Verbreitung der epileptischen Reaktion auf experimentell gesetzte Reize besitzen wir bei Tieren ausgedehnte Erfahrungen, aber noch keine systematischen Untersuchungen. Reizkrämpfe sind vom Frosch bis zum anthropoiden Affen beobachtet. Das Verhalten gegenüber den verschiedenen Reizarten bzw. Bedingungen ist verschieden. So beobachtete TRENDELENBURG mit seiner Methode des Wärmereizes nur bei Hunden generalisierte Krampfanfälle, nicht dagegen bei Katzen und Affen. Bei diesen traten in Auswirkung des Reizes lediglich fokale Erscheinungen auf. Auch innerhalb derselben Tierspezies ist bei gleicher Versuchsbedingung der Eintritt der epileptischen Reaktion auf Reize wechselnd (AMANTEA, ELIAS, TRENDELENBURG). Das Alter ist von gewisser Bedeutung. So können z. B. bei ganz jungen Hunden durch den elektrischen Strom noch keine Krämpfe ausgelöst werden. Es seien hier auch die Versuche DANILEWSKYS über Reizungen bei neugeborenen Tieren erwähnt. Offenbar spielt der Grad der Markreifung eine Rolle. Andererseits kann das noch nicht voll ausgereifte Gehirn krampfbereiter sein. Dies hängt offenbar mit der größeren Neigung zur Hirnschwellung zusammen (Versuche KANECKOS an Meerschweinchen unter der Leitung von KORNMÜLLER und SPATZ, mündliche Mitteilung).

Beim Menschen bestehen ohne Zweifel in den verschiedenen Lebensphasen Unterschiede hinsichtlich der Krampfbereitschaft. Es ist eine Erfahrungstatsache, daß Kinder auf exogene Schädlichkeiten (z. B. Intoxikationen, Infektionen, Ernährungsstörungen) sehr leicht mit Krämpfen reagieren, während die gleichen „Noxen" beim Erwachsenen in der Regel keine Krämpfe auslösen. Die Reife des Gehirns ist auch beim Menschen maßgebend für den Grad der Bereitschaft zu Krämpfen. Eine Erklärung wäre in Richtung der Beobachtungen KANECKOS zu suchen.

Es scheint nach den bisherigen Erfahrungen beim Menschen erwiesen, daß es keine organische Schädigung des Gehirns gibt, gleich welcher Art und Lokalisation, die mit Sicherheit elipeptische Anfälle auslösen kann (s. SCHOLZ, FOERSTER). Es ist andererseits bekannt, daß abnorme psychische Anspannungen und Belastungen des vegetativen Nervensystems Anfälle auslösen können. Die Frage, ob bei derartigen außergewöhnlichen Belastungen jeder Mensch epilepsiefähig sei, wurde während des Weltkrieges eingehend bearbeitet und dahin entschieden, daß eine „chronische" Epilepsie dadurch nicht verursacht werden könne, daß es sich in solchen Fällen nur um die Auslösung bei krankhafter Anlage handele (s. bei GRUHLE).

Die Erfahrungen bei beiden Gruppen von Reizen (organische Hirnerkrankungen, extreme psychische Anspannungen oder Belastungen des vegetativen Nervensystems), die nach Art eines Massenexperimentes Individuen jeglicher Konstitution und jeglichen Alters treffen, bringen keine Lösungen der Frage, ob jedes Gehirn bei hinreichender Dauer und Intensität eines Reizes einmal epileptisch reagieren kann. Sie zeigen allerdings, daß es Unterschiede in der Reaktionsfähigkeit der einzelnen Individuen gibt. Diese klinischen Erfahrungen lassen aber deswegen keine allgemeinen Schlußfolgerungen zu, weil der Reiz nicht hinreichend abgeschätzt werden kann.

Es dürfte durch klinische Untersuchungen noch nicht hinreichend geklärt sein, daß der generalisierte Anfall bei der sog. traumatischen Frühepilepsie (d. h. die einmalig oder kurzfristig auftretenden nichtfokalen Anfälle unmittelbar nach einem Kopftrauma) oder bei der Hirnschwellung von konstitutionellen Besonderheiten abhängig ist. (Anders ist es für die chronischen Epilepsien bei organischen Prozessen.)

Die Erfahrungen bei Intoxikationen sind im Hinblick auf die aufgeworfene Frage besonders aufschlußreich. Der exogene Reiz trifft hier Individuen ganz verschiedener Anlage. Die eklamptische Form der Urämie z. B. ist zwar im besonderen den akuten Nephritiden jüngerer Individuen eigen, kann aber auch in den Endstadien der Schrumpfniere älterer Menschen vorkommen (s. MATTHES-CURSCHMANN). Von anderen Beispielen soll abgesehen (s. solche bei FOERSTER) und auf diejenigen Intoxikationen bzw. willkürlichen Abänderungen der humoralen Verhältnisse hingewiesen werden, die zum Zwecke der Provokation epileptischer Anfälle angewendet wurden und über die ausreichende Erfahrungen bestehen. Mit der Methode der erzwungenen Wasseranreicherung unter der Wirkung von Hypophysenhinterlappenhormon kann man bei epileptischen Kindern (stärkere Neigung zur Hirnschwellung!) mit experimenteller Sicherheit Krämpfe hervorrufen (MACQUARRIE, JAKOBSOHN u. a.). Wir selbst haben über Erfahrungen bei Erwachsenen berichtet. Bei sorgfältiger Auslese des Materials, wie sie experimentellen Anforderungen entspricht, konnte festgestellt werden, daß es gelingt, auch bei erwachsenen Epilepsiekranken den endogenen Anfallsrhythmus zu durchbrechen und eine echte Provokation zu erzielen (JANZEN und HOMEYER). Bei gesunden Individuen konnten selbst bei maximaler „Wasservergiftung" Anfälle nicht ausgelöst werden. Dem entsprechen auch Erfahrungen anderer Autoren (JANZ, STUBBE TEGGLBJAERG u. a.). Diese Provokationsmethode ist also nur bei anfallskranken Menschen erfolgreich. Ganz anders sind die Erfahrungen mit dem Cardiazolversuch. Mit ihm wird keine Provokation im strengen Sinne erreicht. Cardiazol ist vielmehr ein typisches Krampfgift, es löst bei *allen* Individuen Krämpfe aus. Davon macht man bei der Shocktherapie der Schizophrenie nach v. MEDUNA ausgedehnten Gebrauch. Diese Therapie geht bekanntlich von der Erfahrung aus, daß Epilepsie und Schizophrenie einander ausschließen sollen. Dieses Massenexperiment bei Individuen also, die erfahrungsgemäß sogar eine sehr geringe bzw. keine Krampfbereitschaft besitzen sollen, beweist demnach, daß es mit diesem Krampfgift gelingt, bei hinreichender Intensität des Reizes bei jedem Individuum Anfälle auszulösen. Für die positive Beantwortung der eingangs gestellten Frage genügt es aber, auch nur für *eine* Bedingung nachzuweisen, daß sie bei *allen* Individuen Krampfanfälle auslösen kann. In diesem Zusammenhang soll noch einmal auf tierexperimentelle Erfahrungen hingewiesen werden. KORNMÜLLER konnte zeigen, daß es vom Kaninchen bis zum Affen gelingt, durch lokal oder auf dem Blutwege dargebotene Gifte Krampfströme zu erzeugen. Die abnorme Erregung kann sich ausbreiten und zum generalisierten Anfall führen. Man durfte aus biologischen Gründen annehmen, daß dies auch für den Menschen gelten würde. Die Erfahrungen beim Cardiazolshock bestätigen es. Vgl. zu dieser Frage auch die ausgedehnten Untersuchungen von MUSKENS!

Das Argument braucht aber gar nicht so weit hergeholt zu werden. Die Gleichartigkeit des Ablaufes der wesentlichen Komponenten des generalisierten epileptischen Krampfanfalles in Auswirkung der verschiedenen Bedingungen (endogen, anatomische Prozesse, Intoxikationen, abnorme psychische Anspannungen und Belastungen des vegetativen Nervensystems) zeigt an, daß ein in Eigenschaft und Bau des Gehirns festgelegter Mechanismus zum Ablauf kommt. (Ob das gleiche so allgemein für die sog. kleinen Anfälle gilt, bedürfte noch der Untersuchung.)

In der epileptischen Reaktion enthüllt sich also bei Tier und Mensch ein zentralnervöser Mechanismus, der unter verschiedenen Bedingungen ausgelöst werden kann. Der epileptische Anfall ist eine in Bau und Eigenschaft des Gehirns festgelegte Reaktionsform (vergleichbar etwa dem Fieber, das auch als ein allgemeines Symptom bei zureichenden Bedingungen auftritt). Die epileptische Reaktion braucht daher nicht ausschließlich bei Individuen mit bestimmter Disposition aufzutreten. (Der sichere Beweis für diesen Satz dürfte für die menschliche Pathologie schwer zu erbringen sein. Er ergibt sich aus der Grundvorstellung.) Es gibt aber Unterschiede in der Reaktionsfähigkeit, d. h. der Krampfreizschwelle. (Dieser Satz wird allgemein als Ergebnis klinischer Erfahrungen angesehen, obwohl auch hier der Beweis schwierig sein dürfte.)

Diese Feststellung besitzt nicht nur große theoretische Bedeutung, sondern ebensosehr auch eine praktisch-klinische. Es geht z. B. nicht an, Menschen, die unter außergewöhnlichen Belastungen, gleich welcher Art, einmal epileptisch reagieren, als epileptisch zu bezeichnen. Zur Veranschaulichung seien *folgende Beispiele* gebracht:

1. Ein 1. Offizier auf einem Fischdampfer kommt, während die Flotte in einen Heringsschwarm gerät, mehrere Tage überhaupt nicht zum Schlaf. Es wird Tag und Nacht gefischt. Er ißt kaum, trinkt viel starken Kaffee, raucht sehr viel. Am Steuer bricht er unter den Erscheinungen eines echten generalisierten Krampfanfalles zusammen. Früher und später wurde Derartiges nicht wieder beobachtet. Die klinische Untersuchung (einschließlich Encephalogramm) ergab vollkommen regelrechte Verhältnisse. In der Familie ist keine Belastung nachweisbar.

2. Ein junger Seeflieger, der Typ eines gestählten und elastischen Sportsmannes, kommt mit seinem Flugzeug von See in die große Hitze eines Sommertages auf den Flugplatz. Er hastet in die Stadt, wo er wichtige Aufträge zu erledigen hat. Da er sich völlig überhitzt fühlt, ,,schüttet" er ein Glas Bier herunter. Kurz darauf bricht er im generalisierten epileptischen Anfall zusammen. Er wird ins Krankenhaus geschafft, dort wird ein zweiter Anfall ärztlich beobachtet und als typischer generalisierter Anfall beschrieben. Auch bei diesem Kranken, der organisch völlig gesund war (Liquor und Encephalogramm o. B.) und aus gesunder Familie stammte, lehnen wir die Diagnose ,,Epilepsie" ab und bezeichnen den Zustand als einmalige Reaktion.

Wir haben beide Männer auf ihren verantwortungsvollen Posten als dienstfähig erklärt. Wie im zweiten Falle angegeben wurde, folgte der ersten Katastrophe bald die zweite. FOERSTER hat zuerst die Bedeutung des durch den Anfall selbst hervorgerufenen iktogenen Faktors hervorgehoben (im Anschluß an GOWERS). Die Wichtigkeit der Entscheidung in den beiden angeführten und ähnlichen Fällen, die aus der allgemeinen Erkenntnis über das Wesen der epileptischen Reaktion ihre Begründung hernimmt, ist im Zeitalter des Gesetzes zur Verhütung erbkranken Nachwuchses unmittelbar einleuchtend.

2. Das Lokalisationsproblem.

Die klinischen Manifestationen des epileptischen Geschehens sind wechselvoll. Es lag daher die Auffassung nahe, anzunehmen, daß den verschiedenen Anfallsformen verschiedene epileptogene Foci (primäre Angriffsorte des Reizes bzw. Ausgangsorte des Geschehens) im Bereich des Zentralnervensystems zugrunde lägen. Das Problem des Wesens der verschiedenen Anfallsformen wäre somit in ein lokalisatorisches verwandelt.

Die ältere Literatur enthält verschiedene Hypothesen zum Lokalisationsproblem (s. die kritischen Zusammenfassungen bei FOERSTER und MUSKENS). Die älteren Hypothesen werden in der klinischen Nomenklatur benutzt, doch sind nur geringe Ansätze zu einer erneuten Durchdringung des Fragengebietes vorhanden. Das Lokalisationsproblem stand — offenbar aus Mangel an geeigneten Methoden — in letzter Zeit im Hintergrund der Forschung, insbesondere hat auch die Ganzheitslehre das Interesse an lokalisatorischen Fragestellungen vermindert.

Einfach schien die Frage der Lokalisation zu sein, soweit es sich um besondere Anfallsformen handelte. So hat man auf Grund klinischer Beobachtungen vor allem den subcorticalen Ganglien bestimmt charakterisierte Anfallsformen zugeordnet. Es wurde ein anfallsartiges Geschehen mit Überwiegen vegetativer Entäußerungen bei Prozessen im Bereich der Kerne des 3. Ventrikels und des Höhlengraues beobachtet (MCLEAN, PENFIELD). Es wurde auf die narkoleptischen und kataleptischen Zustände bei Prozessen im Bereich des Mittelhirns bzw. der hinteren Teile des Zwischenhirns hingewiesen (v. ECONOMO, PETTE, PURVES-STEWART, LUCKSCH, WEISSENBURG). Ganz besonders eindrucksvoll beobachteten wir an unserer Klinik solche Zustände bei den sog. Tumoren der Mittellinie (Spongioblastome). FOERSTER hat vor allem darauf aufmerksam gemacht. Endlich sind auch tonische Anfälle bei Prozessen im 4. Ventrikel beschrieben (FOERSTER). Bei striären Erkrankungen fanden· sich eigenartige tonische Krampfzustände (SOEKEN, ROUQUIER). Es ist dabei hervorzuheben, daß im Tierexperiment bei Reizung der subcorticalen Ganglien an verschiedenen Stellen entsprechende Anfallstypen beobachtet werden konnten (HESS, RANSON, INGRAM, MUSKENS, vgl. auch FOERSTERS Operationsbeobachtungen beim Menschen).

Das Hauptproblem war von je die Lokalisation des primären Fokus derjenigen Erscheinungen, die man bei der echten Epilepsie und insbesondere beim generalisierten Anfall beobachtete. Die älteste Lokalisationstheorie ist die von SCHROEDER VAN DER KOLK. Nach seiner Auffassung konnte das *plötzliche* und *gleichzeitige* Auftreten der Krämpfe nur durch ein Krampfzentrum im Bereich der Medulla oblongata erklärt werden. NOTHNAGEL und BINSWANGER prüften die Frage experimentell, fanden aber, daß von der Medulla oblongata aus niemals echte epileptische Krämpfe auszulösen waren. Man übertrug auch die Ergebnisse der experimentellen Hirnrindenphysiologie (HITZIG, FRITSCH, FERRIER, ALBERTONI, V. BECHTEREW, FRANK und PITRES, BUBNOFF und HEIDENHAIN, UNVERRICHT, HORSLEY, MUNK, C. und O. VOGT) auf die Klinik und stellte die These auf, daß die genuine Epilepsie eine corticale Affektion darstelle[1]. Daß auch bei elektrischer Reizung der menschlichen Hirnrinde generalisierte Anfälle auftreten können, ist allgemein bekannt (FOERSTER, PENFIELD)[2]. Man legte großen Wert auf die feinere Analyse des klinischen Anfallsablaufes, um lokalisatorische Hinweise auf den Cortex zu finden (z. B. Adversivbewegungen). In einer bestimmten Phase der Epilepsieforschung gründete sich darauf eine chirurgische Behandlung (s. darüber bei FOERSTER). Diese therapeutischen Bemühungen sind gescheitert. Neuerdings sind sie unter dem Einfluß hirnbioelektrischer Studien mit neuer Begründung, aber ohne bisher erkennbare Erfolge, wieder aufgelebt (GIBBS und Mitarbeiter).

Der Ort eines anatomischen Prozesses und der Ort eines pathologischen Geschehens sind nicht ohne weiteres zu identifizieren. Darauf beruht ganz allgemein ein Unsicherheitsfaktor bei Lokalisationsbemühungen auf Grund pathologisch-anatomischer Befunde bei Anfallskranken. Abgesehen von diesem allgemeinen Einwand, ist das Ergebnis systematischer anatomisch-lokalisatorischer und histologischer Untersuchungen zum Lokalisationsproblem, und zwar bei genuiner und symptomatischer Epilepsie, bisher negativ gewesen (s. bei SCHOLZ). In ihrer Beweiskraft besonders unsicher sind die Untersuchungen zum Thema „Hirntumor und Epilepsie". ASTWAZATUROFF wies als erster auf die Häufigkeit epileptischer Anfälle bei Temporallappentumoren, und zwar besonders bei Gliomen, hin, STERN konnte dies nicht bestätigen. Neuerdings hat STAUDER an Hand eines umfangreichen Literaturstudiums und neuen eigenen Materials die Frage aufgegriffen und auf Ähnlichkeiten des Geschehens bei genuiner Epilepsie und Temporallappengeschwülsten (besonders hinsichtlich der Aura, vgl. dazu die abweichenden Feststellungen bezüglich der Aura von WEBER und JUNG) hingewiesen. Selbst wenn ausreichende und genaue anatomisch-histologische Belege über die Ausdehnung des Tumors vorhanden wären, so bliebe die pathophysiologische Ausdeutung der Befunde mit Zweifeln belastet (s. oben). Es soll abschließend auf die Angaben über die relative Häufigkeit epileptischer Anfälle bei frontalen und besonders bei parietalen Prozessen hingewiesen werden

---

[1] So lehrte LUCIANI die Teilnahme der „sensorial-motorischen" Rindenzone an der Erzeugung des epileptischen Anfalles. Die Aura sei Ausdruck eines überempfindlichen Zustandes der sensorischen Rindenzone (vgl. auch AMANTEA).

[2] TRENDELENBURG machte darauf aufmerksam, daß Versuche mit elektrischer Reizung nicht eindeutig seien, da man über die Ausbreitung der Stromschleifen keine sicheren Angaben machen könne.

(s. z. B. STERN, REDLICH, FOERSTER u. a.). Alle genannten Feststellungen sind symptomatologisch und praktisch klinisch wichtig, trotz ihres unsicheren Wertes für das pathophysiologische Lokalisationsproblem.

In der neuen Literatur ist die Auffassung von der „subcorticalen" Genese des Anfallsgeschehens stärker in den Vordergrund getreten (s. z. B. SPECHT in L. R. MÜLLER: „Die Lebensnerven"). Eine besondere Stellung nimmt die Schule SPERANSKIS ein (vgl. die deutschen Aufsätze STEBLOWS über die Ergebnisse dieser Forschungen). Auf Grund von Experimenten über die Vereisung der Hirnrinde, die nicht nur im akuten Versuch Krampfanfälle erzeugt, wird die Lehre vorgetragen, daß der gesamte motorische Komplex des epileptischen Anfalles (tonische und klonische Krämpfe, automatische und elementare Bewegungen) durch eine stürmische Entladung subcorticaler Apparate hervorgerufen sei bei der unerläßlichen Bedingung einer gleichzeitigen Herabsetzung bzw. Hemmung der Rindenfunktion. (Es handele sich also um eine Enthemmung!)

Ganz besonders interessant ist es, daß ein vergleichender Anatom wie ARIENS KAPPERS einmal einige wesentliche Literaturangaben über die Beziehung von Hypothalamus und Epilepsie zusammenstellte (s. dort die Literatur). Er weist darauf hin, daß durch Reizung des Hypothalamus epileptische Anfälle ausgelöst werden können, daß bei Epilepsie im Hypothalamus histologische Veränderungen gefunden worden sind (z. B. MORGAN) und daß die Arzneimittel zur Verhütung des Anfalles ausgesprochene Hirnstammnarkotica sind. Er hält die vorhandenen Unterlagen nicht für ausreichend, um daraus den Schluß zu ziehen, daß der Hypothalamus der konstante Ausgangspunkt des Anfallsgeschehens sei. Nur so viel sei daraus zu erkennen, daß die dort gelegenen Zentren konstant dabei beteiligt seien. Auf diese wichtige Frage soll in einem anderen Abschnitt noch näher eingegangen werden.

Am weitesten verbreitet ist die Hypothese von ZIEHEN, nach der der tonische Anteil des Anfalles von subcorticalen, der klonische von corticalen Zentren seinen Ursprung nimmt. In der klinischen Umgangssprache gilt heute wohl die Gleichsetzung klonisch = cortical. DUSSER DE BARENNE konnte zeigen, daß beim Affen durch Reizung auch von subcorticalen Zentren Kloni ausgelöst werden können.

Aus der Darstellung der Hypothesen, die auf Grund der bisher angewandten Methoden genommen sind, geht hervor, daß die Anschauungen über das Lokalisationsproblem beim epileptischen Geschehen noch unsicher sind. Dies gilt sowohl für den großen epileptischen Anfall und seine Komponenten als auch für die verschiedenen Formen sog. „kleiner Anfälle". Abschließend seien noch die Urteile von zwei maßgeblichen Forschern über die Ergebnisse der tierexperimentellen Bemühungen gegeben. MUSKENS stellt fest, daß die Untersuchungen über die experimentelle Epilepsie zwar bedeutende Ergebnisse hinsichtlich der Lokalisation und der Verknüpfung von Zentren gebracht haben, aber keine wesentliche Aufklärung über die Krankheit Epilepsie. TRENDELENBURG spricht sich 1926 in seinem bekannten Referat über die experimentelle Epilepsie dahin aus, daß die Versuche uneinheitlich und nicht eindeutig in ihren Ergebnissen seien. Neue Gesichtspunkte würden sich erst gewinnen lassen, wenn es gelänge, mit Hilfe bioelektrischer Untersuchungen das abnorme Geschehen unmittelbar zu verfolgen.

Es wird im folgenden meine Aufgabe sein, zusammenfassend über solche Untersuchungen zu berichten. Sie wurden gemeinsam mit A. E. KORNMÜLLER durchgeführt. Die Ergebnisse sind zum Teil bereits an anderer Stelle veröffentlicht.

Hinsichtlich der Geschichte der Hirnbioelektrik sei auf BERGER, KORNMÜLLER und ROHRACHER verwiesen. BERGER hat das große Verdienst, zuerst nachgewiesen zu haben, daß es gelingt, bei Ableitung von der Kopfschwarte beim Menschen hirnbioelektrische Erscheinungen zu registrieren. Er zeigte bereits, daß die abgeleiteten Potentiale von der Hirn*rinde* stammen (s. auch JANZEN und KORNMÜLLER). Er verwendete weite bipolare Ableitungen und fand, daß das Elektrencephalogramm (E.E.G.) über allen Hirngebieten gleichartig aus α- (10/sec) und β- (22/sec-) Wellen zusammengesetzt sei. Er mußte „ohne weiteres zugeben, daß gerade im Bereich des Stirnhirns, z. B. bei einer Doppelableitung, die α-Wellen nicht selten sehr undeutlich und durch β-Wellen ersetzt sind". JASPER und TÖNNIES fanden zuerst gewisse örtliche Unterschiede. KORNMÜLLER und JANZEN zeigten in systematischen Untersuchungen die Grundlagen einer regionalen Gliederung der Konvexität auf Grund hirnbioelektrischer Kriterien, und zwar mit Hilfe kombinierter bi- und unipolarer Ableitungen.

Es sollen hier nur einige orientierende Hinweise über das E.E.G. des gesunden Menschen im wachen Zustande gegeben werden. Abb. 1 zeigt gleichzeitige uni- und bipolare Ableitungen. Die unipolaren Ableitungen[1] lassen von frontal bis occipital α-Wellen erkennen. Sie sind occipital am regelmäßigsten, treten fast in ununterbrochener Reihenfolge auf, haben die größten Amplituden. Es ist dem Geübten möglich, aus der Form der Kurve den Ableiteort mit hinreichender Genauigkeit zu erkennen. Sehr charakteristische Unterschiede ergeben sich z. B., wenn man von symmetrischen Stellen beider Hemisphären bipolar ableitet. Frontal sind die Schwankungen synchron und amplitudengleich, sie heben sich daher auf (*f* der Abb. 1), occipital sind sie am ausgesprochensten asynchron und auch amplitudenverschieden, man erkennt daher auch bipolar α-Wellen in fast ununterbrochener Reihenfolge (*o* der Abb. 1). Auf weitere Einzelheiten kann in dieser Arbeit nicht eingegangen werden.

Die Methode der lokalisierten Ableitungen hirnbioelektrischer Erscheinungen von der Kopfschwarte wurde von KORNMÜLLER und JANZEN im einzelnen dargestellt in ihrer Begründung und Begrenzung, und zwar auf Grund von Tierexperimenten und von Befunden an kranken Menschen mit gesicherten umschriebenen corticalen Herden. Es zeigte sich, daß durch die Kopfschwarte nur ein vergröbertes Abbild der auf der Rinde vorhandenen Potentialschwankungen nachweisbar ist. Die seitliche Streuung durch die über der Rinde liegenden Medien ist begrenzt. (Diese Feststellung steht im Gegensatz zu der von ADRIAN.) Durch die Begrenzung der physikalischen Streuung bei den üblichen Registrierempfindlichkeiten ist erst die Möglichkeit lokalisierter Ableitungen von der Kopfschwarte gegeben. Die wesentliche Begrenzung erfährt die Methode dadurch, daß nur ein Teil des Cortex in seiner hirnbioelektrischen Tätigkeit zu erfassen ist. Über Änderungen der hirnbioelektrischen Tätigkeit subcorticaler Zentren sind nur indirekte Beobachtungen anzustellen, und zwar auf Grund der sekundären (auf nervösem Wege bedingten) Veränderungen der corticalen Spannungsproduktion. Die Auswertung von Befunden ist recht schwierig. Der einzige sichere Leitfaden ist die Anwendung von Kriterien, die experimentell gewonnen wurden. Diese Auffassung haben wir in unseren Arbeiten vertreten.

---

[1] Bei „unipolaren" Ableitungen dient ein Ohr als „indifferente" Elektrode. Begründung und Kritik s. bei KORNMÜLLER und JANZEN.

Ehe die wesentlichen Befunde und Ergebnisse bei der Epilepsie des Menschen vorgetragen werden, ist eine kurze Zusammenfassung der von KORNMÜLLER in Tierexperimenten systematisch herausgearbeiteten hirnbioelektrischen Kennzeichen des epileptogenen Fokus und der Verknüpfung und nervösen Beeinflussung der verschiedenen grauen Teile untereinander bei fokaler *Rinde*nepilepsie er-

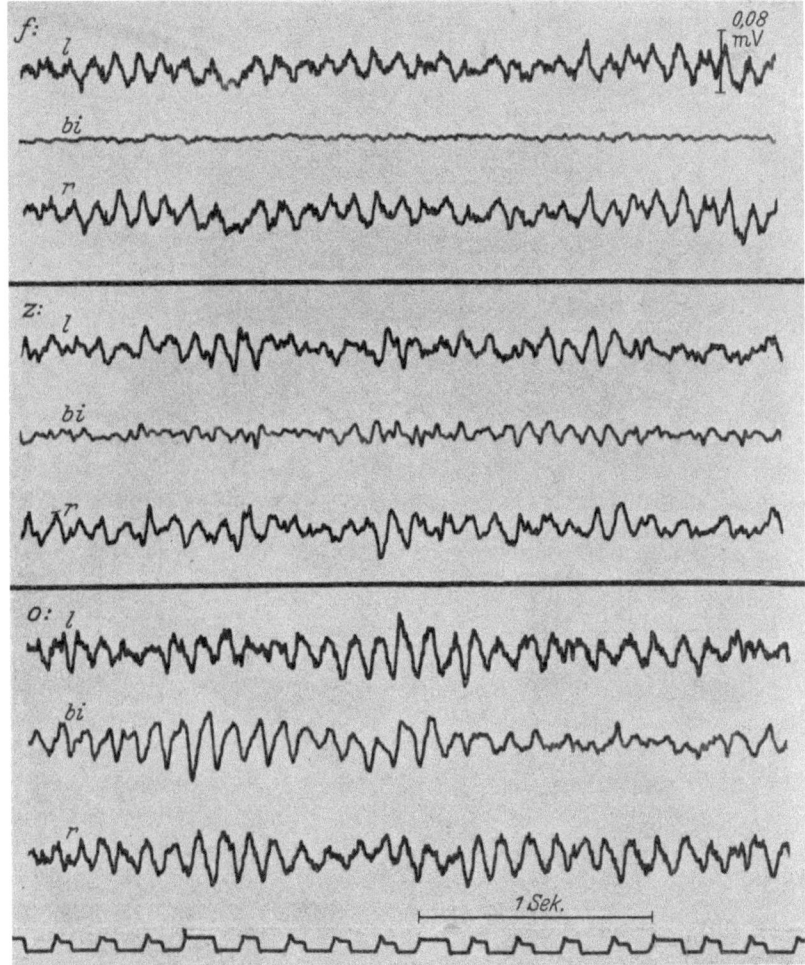

Abb. 1. Gesundes Individuum. Je zwei frontale, zentrale und occipitale „unipolare" Ableitungen von symmetrischen Stellen beider Hemisphären und eine „bipolare" Ableitung von den gleichen Stellen. Die Registrierungen wurden *gleichzeitig* vorgenommen. Ableitungsschema s. Abb. 5. Die Ableitungen *l*, *bi*, *r* entsprechen den Ableitungen *IV*, *VI*, *VII* in dem Schema der Abb. 5. Entsprechendes gilt für zentral und occipital. *l*, *r* = links, rechts unipolar. *bi* = von denselben Stellen gleichzeitig bipolar. *f*, *z*, *o* = frontal, zentral, occipital. [Aus KORNMÜLLER u. JANZEN: Arch. f. Psychiatr. **110**, 239, (1939).] Weitere Erklärung s. Text!

forderlich: Die Spontanschwankungen, die für verschiedene graue Teile charakteristisch sind, werden abgeändert. Am experimentell gesetzten Fokus treten zuerst einzeln, dann gruppenweise sog. Krampfstrom- (KS-)[1] Einzelentladungen

---

[1] KS ist weiterhin stets die Abkürzung für „Krampfstrom".

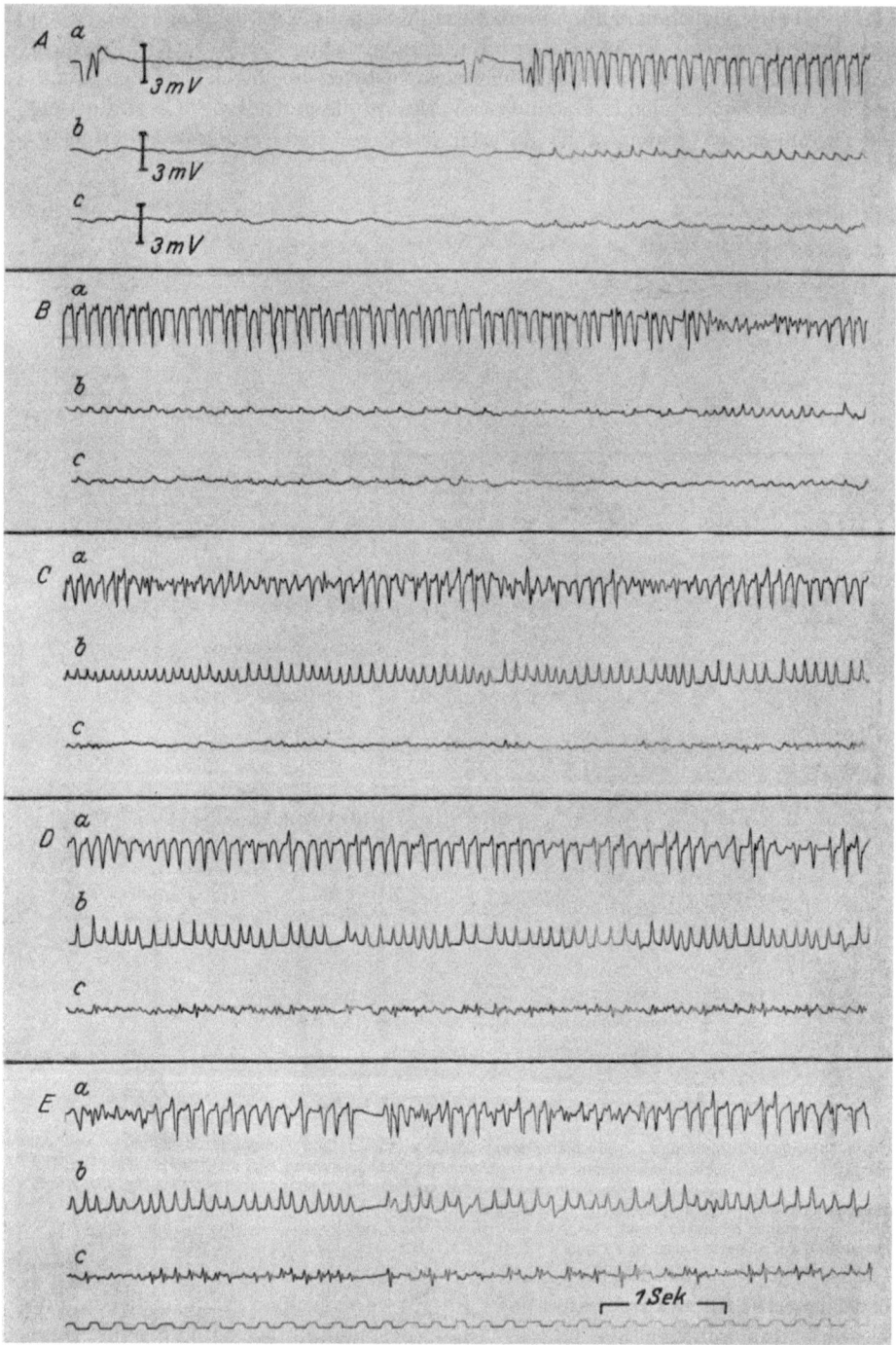

Abb. 2. Lokale Strychninisation an der Stelle, von der Registrierung *a* gewonnen wurde. *a* stellt also die Registrierung der hirnbioelektrischen Erscheinungen eines primären Fokus dar, beginnend mit dem Stadium der KS-Einzelentladungen (*Aa* linker Teil der Kurve). Der KS-Anfall (rechte Hälfte von *Aa*) beginnt gleich mit maximaler Amplitude. *b* und *c* sind Registrierungen von benachbarten Stellen. Man erkennt wie zuerst auf *b*, dann auch auf *c* die KS-Anfälle, langsam an Amplitude, zunehmend, sich entwickeln. Versuchstier: Kaninchen. Ableitungen von der Hirnoberfläche! (Die Abb. wurde mir von Dr. KORNMÜLLER überlassen.)

auf, die gekennzeichnet sind durch ihre Steilheit und Größe. Diese gehen dann in den kontinuierlichen KS-Anfall über. Bei diesem folgen die Entladungen zuerst in ununterbrochener Reihenfolge aufeinander, dann machen sich als Zeichen der Erschöpfung Pausenbildungen bemerkbar. Nach dem Anfall kann man dann eine lange Strecke verminderter Spannungsproduktion beobachten, ein Ausdruck der postparoxysmalen Lähmung der Elemente des Fokus. Andere Stellen können von diesem primären Fokus auf nervösem Wege beeinflußt werden, und zwar sowohl im Sinne einer Hemmung als auch einer Steigerung der normalen hirnbioelektrischen Tätigkeit. Bei einer Steigerung können die KS-Entladungen unmittelbar aus den Spontanschwankungen hervorgehen oder sich zuerst diesen sogar auflagern. Die KS setzen erst später und auch nicht mit maximaler Amplitude ein, diese nimmt vielmehr erst langsam im Laufe des Anfalls zu. Im Anschluß an den KS-Anfall beobachtet man in der Regel keine Zeichen der Erschöpfung. Auf weitere Einzelheiten der Unterscheidung zwischen primär „vom Reiz" und sekundär „auf nervösem Wege" erregtem Ort soll hier nicht eingegangen werden. Zu bemerken ist noch, daß die strukturellen Grenzen auch Barrieren für die abnormen bioelektrischen Erregungen sind und daß durch nervöse Beeinflussung verschiedene graue Teile verschieden reagieren je nach dem primären Reizort. Im Anfallsgeschehen werden auf Grund zeitlicher Verknüpfungen der hirnbioelektrischen Erscheinungen Faserverbindungen zwischen den verschiedenen grauen Teilen erkennbar, die physiologischerweise nicht nachweisbar sind. Es werden offenbar durch die abnormen Erregungen physiologische Barrieren durchschlagen. Abb. 2 möge einen Teil des Gesagten veranschaulichen.

Sehr viel schwieriger zu deuten sind die Befunde, wenn der epileptogene Reiz vom Blut aus wirkt, also gleichzeitig an die verschiedenen grauen Teile gebracht wird. Diese Untersuchungen sind noch nicht erschöpfend durchgeführt; gewisse Gesetzmäßigkeiten wurden aber bereits erkannt. Die verschiedenen Areae sind gegenüber verschiedenen auf dem Blutwege wirkenden Giften verschieden empfindlich. Ein bereits experimentell gesetzter Fokus spricht besonders leicht an, und zwar bereits bei Dosen, die sonst noch unterschwellig wären[1]. Diese Untersuchungen entsprechen aus manchen klinischen Gründen eher den Verhältnissen bei der genuinen Epilepsie (s. die Ausführungen von MUSKENS zu dieser Frage).

Im Anschluß an die tierexperimentellen Untersuchungen sind zahlreiche Befunde über abnorm gesteigerten elektrischen Energiewechsel in Form von KS auch bei anfallskranken Menschen beschrieben worden. Die Untersuchungen haben bisher vorwiegend deskriptiv-diagnostischen Charakter (Zusammenfassung s. bei BERGER, JASPER und NICHOLS; F. A. GIBBS, LENNOX und E. L. GIBBS). Einzelheiten hinsichtlich der von anderen Autoren bisher vorgelegten Ergebnisse sollen m Zusammenhang der systematischen Entwicklung der folgenden Untersuchungen dargestellt werden.

Die *hirnbioelektrischen Befunde bei Kranken* mit genuiner Epilepsie sind mannigfaltig und schwer zu deuten. Will man der Auswertung der Befunde die Gesetzmäßigkeiten zugrunde legen, die bei der experimentellen Epilepsie

---

[1] In diesem Zusammenhang sind die Beobachtungen von LANGSTEINER und STIEFLER interessant. Sie fanden, daß beim Cardiazolkrampf des Menschen der provozierte Anfall dem spontan auftretenden gleiche, und zwar besonders bei fokaler Epilepsie. Der Fokus spricht also offenbar sehr leicht an.

erkannt wurden, so muß zuerst für einfache Fälle unter klaren Bedingungen gezeigt werden, daß sie überhaupt anwendbar sind.

Der Beweis konnte unter glücklichen Umständen erbracht werden, und zwar bei zwei Kranken mit kreislaufbedingten, eindeutig fokalen Rindenanfällen. Es ist eine bekannte klinische Erfahrung, daß solche fokalen, flüchtigen Anfälle bei Hypertonikern vorkommen. Sie hinterlassen in der Regel keine dauernden, sondern höchstens flüchtige Funktionsausfälle. Die Anfälle können serienweise nacheinander auftreten, sie können ihren fokalen Charakter aufgeben und generalisiert werden. Sie werden aufgefaßt als bedingt durch lokale Kreislaufstörungen. In den beiden hier aufgeführten Fällen handelt es sich um dieses klinische Bild. Die Registrierungen wurden während und unmittelbar nach den Anfällen vorgenommen. Von beiden Kranken sind natürlich ausgedehnte Intervalluntersuchungen vorhanden.

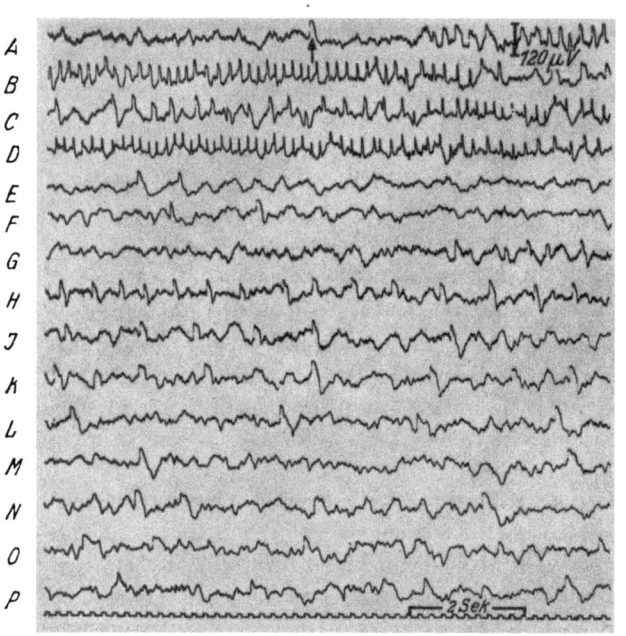

Abb. 3. Rechte frontozentrale Ableitung während eines Adversivanfalles vom rechten frontalen Adversivfeld. Fortlaufende Registrierung! Zwischen C und D fehlen 32 Sekunden der Registrierung. (Bild wie auf Anfang von D). Weitere Erklärung s. Text!

Abb. 3 zeigt Registrierungen von dem Kranken K. E. unmittelbar im Anschluß an einen sog. Adversivanfall nach Art der Anfälle vom rechten frontalen Adversivfeld. Es handelt sich um eine rechte frontozentrale (also bipolare) Ableitung. Ableitungen von anderen Stellen der Konvexität zeigten den zu besprechenden abnormen Befund nicht. Aus einer Strecke abgeänderter Spontanschwankungen (normalerweise bestehen hier Schwankungen einer Frequenz von etwa 10/sec = α-Wellen, s. Abb. 1 f und z) erhebt sich etwa auf der Mitte von Streifen A eine KS-Einzelentladung. Am Ende von A und Anfang von B erkennt man steile Abläufe in ununterbrochener Reihenfolge (kontinuierlicher KS-Anfall). Ende von B und Anfang von C treten Pausenbildungen auf, dann erfolgen die KS-Entladungen wieder ununterbrochen (Ende C und Streifen D). Im weiteren Verlauf der Ableitung erkennt man immer wieder KS-Einzelentladungen neben den abnorm veränderten Spontanschwankungen.

Im Tierexperiment erfolgt bei lokaler Strychninisation nicht ein einzelner KS-Anfall, sondern in der Regel eine Serie von solchen mit den charakteristischen Stadien: 1. das Stadium der KS-Einzelentladungen, 2. das Stadium des kontinuierlichen KS-Anfalles, der zunehmend die Zeichen der Lähmung aufweist, und 3. nachfolgend wieder das Stadium der Einzelentladungen. Ein gleicher

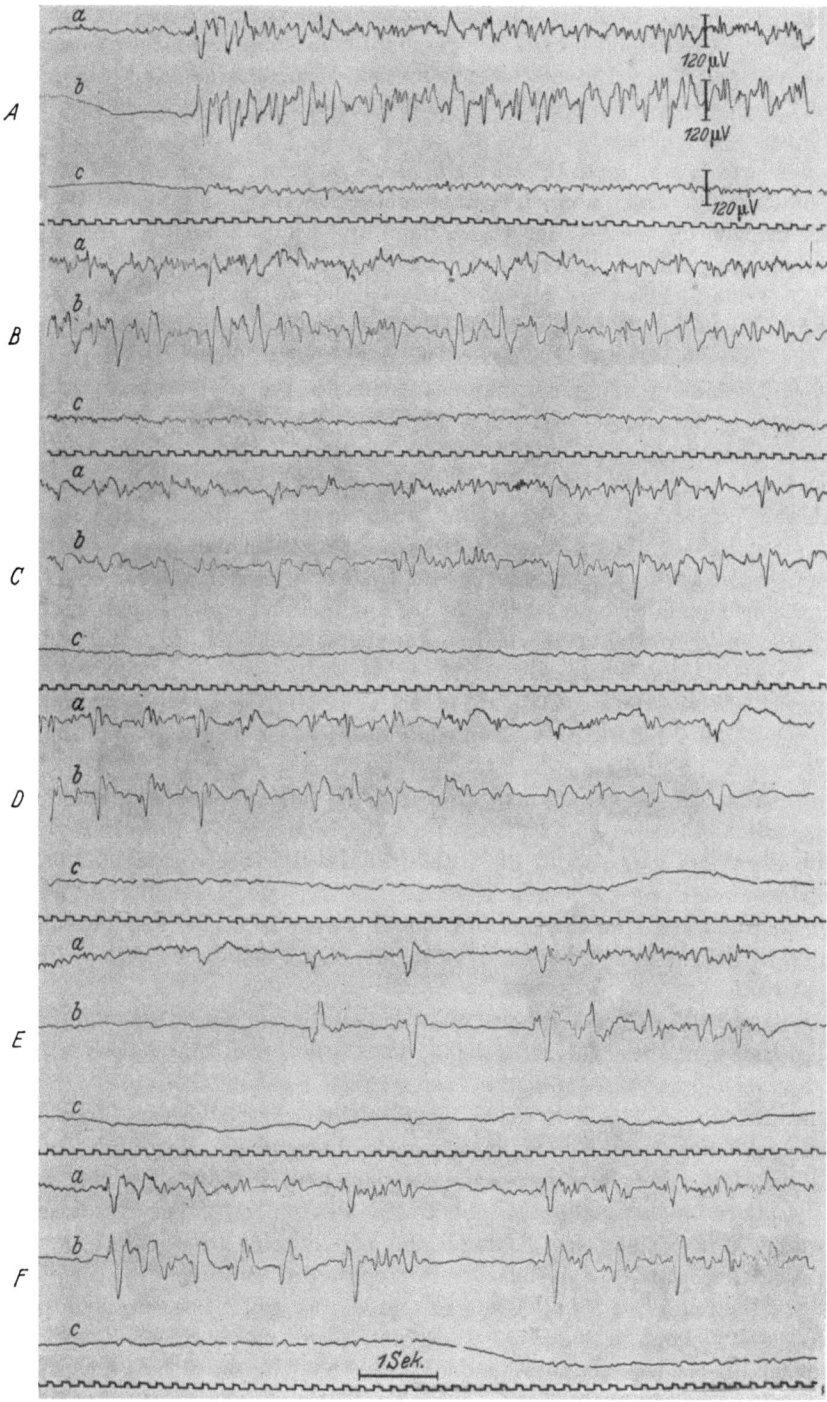

Abb. 4. Dreifache gleichzeitige Registrierung frontozentral rechts (a) und links (b) und bioccipital (c). Zustand nach Serien von JACKSON-Anfällen. Stadium der ausklingenden KS-Anfälle! Weitere Erklärung s. Text!
[Aus JANZEN u. KORNMÜLLER: Dtsch. Z. Nervenheilk. **150**, 288 (1940).]

hirnbioelektrischer Befund besteht bei dem Kranken K. E. in allen Einzelheiten. Nach Art der Anfälle und ihrer Ätiologie mußte ein abnormes *fokales* Geschehen angenommen werden. Die hirnbioelektrischen Erscheinungen mit den Kennzeichen des Fokus wurden von der Stelle der Schädeloberfläche abgeleitet, unter der klinisch der Fokus zu lokalisieren war.

Abb. 4 wurde von dem Kranken St. W. gewonnen nach einer Serie von JACKSON-Anfällen, denen abschließend ein generalisierter Anfall folgte. Während der Ableitungen beobachtete man noch dann und wann in unregelmäßigen Zeitabständen vereinzelte klonische Zuckungen. Der Kranke war tief bewußtlos. Abb. 4 *A* zeigt gleichzeitige bipolare Registrierungen, und zwar frontozentral rechts (*a*), links (*b*) und biooccipital (*c*). (Die Streifen *A—F* folgen unmittelbar aufeinander. Zwischen *B* und *C* ist die Registrierung über 27 Sekunden weggelassen.) Von dem Normalbild mit Schwankungen einer Frequenz von 10/sec ist nichts zu erkennen. Biooccipital (*c*) besteht überhaupt nur eine geringe Spannungsproduktion, wahrscheinlich handelt es sich um eine Hemmung. (Mit Sicherheit ist dies nicht zu sagen.) Auf den frontozentralen Ableitungen erkennt man KS-Abläufe, diese sind im allgemeinen links etwas deutlicher ausgeprägt als rechts. Auf *A* beginnt nach einer Strecke reduzierter Spannungsproduktion (Lähmungsstadium nach vorhergehendem KS-Anfall) ein KS-Anfall. Die Entladungen sind zuerst besonders dicht und steil. Allmählich treten Pausenbildungen auf (Ende von *D*, Anfang von *E*), denen dann zuerst wieder KS-Einzelentladungen, dann kurze KS-Anfälle folgen.

Dieser hirnbioelektrische Befund entspricht in Einzelheiten tierexperimentell gewonnenen Befunden bei lokaler Strychninisation, und zwar im Stadium der ausklingenden KS-Anfälle.

Im Tierexperiment kann man beobachten, daß an der unmittelbar vom Reiz getroffenen Stelle lang anhaltend ein Stadium der KS-Einzelentladungen besteht, besonders dann, wenn die Intensität des Reizes gering ist. Es braucht unter Umständen gar nicht zum Stadium des kontinuierlichen KS-Anfalles zu kommen. Auch bei Kranken mit fokaler Epilepsie ist außerhalb des klinisch manifesten Anfallsgeschehen der Fokus in manchen, wenn auch seltenen Fällen nachweisbar.

Wie KORNMÜLLER und JANZEN betont haben, ist umschriebenes Vorkommen von KS-Einzelentladungen im Bereich des Cortex kein hinreichendes Kennzeichen zur Diagnose eines epileptogenen Fokus. Es kann sich um nervös fortgeleitete Erregungen handeln. Zur hirnbioelektrischen Diagnose eines Fokus müssen vielmehr zusätzliche Bedingungen erfüllt sein, die oben zum Teil dargestellt wurden. Es sollen nur zwei besonders klare Beispiele gezeigt werden. Abb. 5 ist zusammengestellt aus Ableitungen bei einem kleinen Mädchen mit posttraumatischer Epilepsie. Es fand sich bei ihr eine leichte Spastik rechts im Bereich der oberen Extremität mit trophischen Störungen. Sensibilitätsstörungen fehlten. Die Schulleistungen waren sehr gut. Im Encephalogramm (Prof. TÖNNIS) war ein krankhafter Befund nicht zu erheben. Bioelektrisch fanden sich über den vorderen Teilen der linken Konvexität teilweise etwas steile Abläufe nach Art der KS. Eine sichere hirnbioelektrische Diagnose war nicht zu stellen. Ausgehend von den tierexperimentellen Erfahrungen, daß bei unterschwelligen Dosen eines Krampfgiftes der Fokus zuerst anspricht, wurde 1 ccm

Cardiazol i.v. gegeben[1]. Jetzt traten die abnormen Erscheinungen eindeutig hervor und waren genau zu lokalisieren. Die auf der Abb. 5 angegebenen

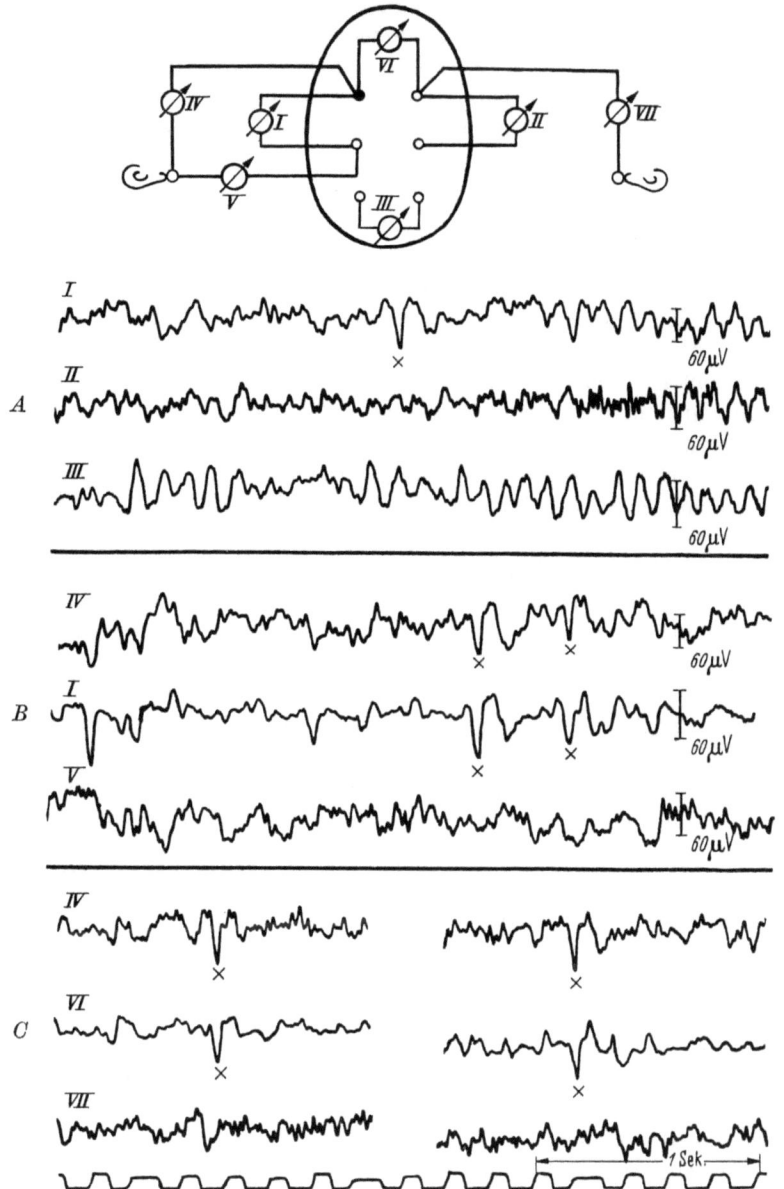

Abb. 5. Lokalisation eines corticalen Fokus bei traumatischer Epilepsie. Erklärung s. Text! [Aus JANZEN u. KORNMÜLLER: Arch. f. Psychiatr. 109, 256 (1939).]

Ableitestellen lagen präzentral, etwas postzentral und parietooccipital. (Diese Festlegung der Ableitestellen mag genügen. Für diagnostische Zwecke wird ein

---

[1] S. Fußnote S. 279.

solcher Punkt photographisch und durch Maßzahlen festgelegt.) *A* stellt eine linke (*I*) und eine rechte (*II*) präzentro-postzentrale und eine biocciptale (*III*) Ableitung dar. Bioccipital (*III*) erkennt man das Bild der normalen α-Wellen. Auf den Ableitungen *I* und *II* sind diese Schwankungen nicht so kontinuierlich. An der bezeichneten Stelle ($\times$) findet sich auf der linken Ableitung eine steil nach unten gerichtete Einzelentladung (vgl. die Steilheit des Abstieges mit der Kurvenform der α-Wellen). Um nun festzustellen, von welchem der beiden Ableitestellen links die abnormen Erregungsabläufe ausgingen, wurden von diesen Stellen gleichzeitig bi- (*I*) und unipolare (*IV* und *V*) Ableitungen vorgenommen (*B*). Es zeigte sich, daß bipolar immer dann KS-Einzelentladungen auftraten, wenn diese unter dem linken vorderen Ableitepunkt vorhanden waren. Die KS-Entladungen stammen also von dieser Stelle. Analog konnte für die beiden präzentralen Ableitepunkte mittels kombinierter bi- (*VI*) und unipolarer (*IV* und *VII*) Ableitungen gezeigt werden, daß die abnormen Erregungsabläufe von links präzentral ihren Ursprung nahmen (*C*). Auf Grund tierexperimenteller Erfahrungen würde man an dieser Stelle den Fokus suchen. Die klinische Symptomatologie würde damit übereinstimmen.

Ganz besonders interessant waren die Befunde bei einem anderen Kranken mit frühkindlicher Epilepsie. Hier war im Ventrikulogramm links occipital eine umschriebene Ausweitung des Ventrikelsystems nachweisbar. Über dieser Stelle konnten umschriebene KS-Einzelentladungen beobachtet werden (s. Abb. 4 bei JANZEN und KORNMÜLLER [1]. Zeitweise breiteten sich diese abnormen Erregungsabläufe bis nach parietalen Stellen aus, und zwar auf nervösem Wege. Wenn nämlich links occipital KS-Einzelentladungen auftraten, so waren sie nicht stets auch parietal nachzuweisen. Zeitweise bestanden occipital kurze Gruppen von 2—3 KS-Entladungen. Von diesen war nur der letzten entsprechend eine KS-Zacke über weiter vorn gelegenen Teilen nachweisbar.

Bei diesen Kranken wurde von uns der Versuch zur Provokation des Anfalles mittels Wasseranreicherung unter Pituglandoleinwirkung durchgeführt (über den Provokationsversuch und seine Wirkung bei Kranken mit genuiner und symptomatischer Epilepsie s. JANZEN und HOMEYER). Es wurde ein Zeitpunkt gewählt, zu dem, wie durch längere Registrierungen festgestellt wurde, nur links occipital KS-Einzelentladungen nachweisbar waren. Die Schwankungen in der Ausbreitung der abnormen Erregungsabläufe von occipital bis frontal, die vorher nur bei Beobachtung des Kranken über längere Zeiträume (nämlich über einige Monate) aufgefunden wurden, traten in Auswirkung des Provokationsversuches nun kurz hintereinander auf. Diese hirnbioelektrischer Bilder über Schwankungen der Erregungsausbreitung entsprechen tierexperimentellen Befunden bei lokaler Strychninisation der Rinde.

Durch die mitgeteilten Befunde sollte belegt werden, daß es zutrifft, daß die *tierexperimentell gewonnenen Gesetzmäßigkeiten auch für den Menschen gültig* sind. Dies war aus allgemein biologischen Gründen zu erwarten, zumal diese Gesetzmäßigkeiten in Versuchen vom Kaninchen bis zum Affen herausgearbeitet wurden. Wir haben mit dem Nachweis der Gültigkeit der beschriebenen bioelektrischen Kriterien einen Leitfaden gewonnen, der zu der Hoffnung berechtigt, daß mit seiner Hilfe neue Einblicke in den zentralnervösen Mechanismus des Anfallsgeschehens erlangt werden können.

Abschließend sei noch berichtet, daß man in solchen Fällen von symptomatischer Epilepsie, bei denen es sich um diffuse Hirnerkrankungen handelt, ein regelloses Bild abnorm gesteigerter Erregungsabläufe findet, regellos hinsichtlich der Beziehungen der KS-Schwankungen an den verschiedenen Ableitestellen zueinander, der zeitlichen Aufeinanderfolge und schließlich der Polarität der KS-Zacken (JANZEN und KORNMÜLLER [3]).

Um das Bild der praktisch-klinischen Bedeutung der Methode der lokalisierten Ableitung hirnbioelektrischer Erscheinungen zu vervollständigen, sei an dieser Stelle eingefügt, daß bei symptomatischer Epilepsie abnorme Steigerungen im Intervall selten sind. Dagegen findet man öfter umschriebene Reduktionen der normalen hirnbioelektrischen Spannungsproduktion. Es handelt sich in diesen Fällen um die corticalen Auswirkungen umschriebener organischer Prozesse. In einigen Fällen konnte hirnbioelektrisch eine Diagnose gestellt werden, bei denen alle operativ diagnostischen Maßnahmen versagt hatten. An den betreffenden Stellen konnten Tumoren, traumatische Cysten usw. operativ bestätigt werden.

Es gibt eine Reihe von Untersuchungen über die *hirnbioelektrischen Erscheinungen bei Kranken mit genuiner Epilepsie* (s. BERGER 1939, JASPER und NICHOLS, F. A. GIBBS, E. L. GIBBS und LENNOX, JUNG). Die amerikanischen Autoren haben eine weitgehend vollständige Beschreibung der verschiedenen Phänomene gegeben, und zwar besonders für die kleinen Anfälle und Absencen. Sie haben auch besonderen Wert auf Untersuchungen im Intervall gelegt und konnten über die Erfahrungen von BERGER hinaus zahlreiche interessante Beobachtungen machen. Es soll hier nur auf das Vorkommen abnormer hirnbioelektrischer Erscheinungen bei „gesunden" Individuen in der Sippe epilepsiekranker Menschen hingewiesen werden (LÖWENBACH, F. A. GIBBS, E. L. GIBBS und LENNOX [3]). Diagnostische Fragen stehen im Vordergrund des Interesses (s. die oben zitierten zusammenfassenden Arbeiten). JASPER und HAWKE berichten auch eingehend über die Lokalisation von Krampfströmen. Es handelt sich bei dieser Untersuchung um die Herausarbeitung von Methoden zum Nachweis örtlicher Unterschiede, nicht aber um Untersuchungen zur Frage des „epileptogenen" Fokus. Dieser wesentliche Unterschied wird übersehen.

BERGER hat als erster die Frage gestellt, ob das Elektroncephalogramm Aufschlüsse gibt über die Entstehung des großen epileptischen Anfalles (1935 und 1939). Wenn die Antwort auf die Frage: „Was ist Epilepsie?" lautet: „Eine paroxysmale cerebrale Dysrhythmie" (F. A. GIBBS, E. L. GIBBS und LENNOX), so kann dies nicht als wesentliche Erweiterung der Beschreibung der Befunde angesehen werden[1]. BERGER entwickelt seine Anschauungen auf Grund von Teilregistrierungen während des Anfallsgeschehens, vor und nach demselben. Er nimmt „eine Art Krampfzentrum" in der Gegend des Hypothalamus an. Der große Anfall stellt sich auf Grund seiner Beobachtungen am E.E.G. folgendermaßen dar:

„Von der Hirnrinde oder einer anderen beliebigen Stelle des ZNS. aus wird dem in der Gegend des Thalamus gelegenen, die Rindentätigkeit regelnden Zentrum eine lebhafte Erregung zugeleitet. Diese Erregung bedingt eine Abschaltung der Hirnrinde, die so enthemmt wird; es kommt zur Bewußtlosigkeit. Auf die Enthemmung der Rinde folgt ihre maximale Hemmung, die sich in der Form des Atemstillstandes, des allgemeinen Tonus der gesamten Muskulatur und in primären und sekundären Zirkulationsstörungen geltend macht. Nun erfolgt eine nochmalige Enthemmung der Rinde, die inzwischen in ihrer Funktion geschädigt, mit hohen Krampfwellen auf diese Enthemmung reagiert: das klonische Stadium tritt ein. Nach dessen Abklingen kommt es wieder zu einer mäßigen Hemmung der Hirnrinde, der

---

[1] Ihre Deutungen des hirnbioelektrischen Bildes in Analogie zu Atemstörungen gehören nicht in diesen Zusammenhang.

sich aber auch Erschöpfungssymptome von seiten der im klonischen Stadium ausgepumpten Rinde hinzugesellen. Man könnte so diesen ganzen Vorgang auf eine sehr einfache Formel bringen. Es ist ein zweimaliger Wechsel zwischen Erregung und Lähmung innerhalb des die Großhirnrindentätigkeit regelnden und zügelnden Zentrums in der Nachbarschaft des Thalamus, zu denen die Folgen gleicher Zustände in nächstliegenden Zentren sich hinzugesellen. Es ist also ein zweimaliges Hin- und Herpendeln zwischen Erregung und Lähmung des besonders leicht erregbar gewordenen Zentrums im Zwischenhirn mit seinen Folgewirkungen auf die Tätigkeit der Großhirnrinde, das die Haupterscheinungen des epileptischen Anfalles erklären würde."

Nach diesem zusammenfassenden Bericht über die Ergebnisse der Hirnbioelektrik für die Frage nach dem Mechanismus des Anfallsgeschehens bei der genuinen Epilepsie sollen die *Ergebnisse eigener Untersuchungen* besprochen werden. Die Untersuchungen über das hirnbioelektrische Verhalten während

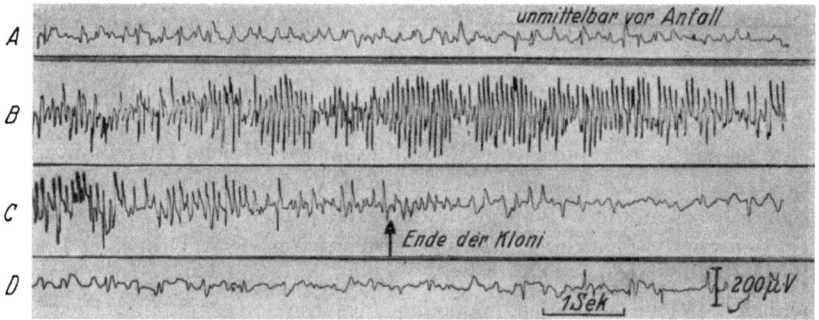

Abb. 6. Bizentrale Ableitung während eines generalisierten epileptischen Anfalles. Weitere Erklärung s. Text!

des großen epileptischen Anfalles sind dadurch erschwert, daß es technisch außerordentlich schwierig ist, verwertbare, geschweige denn von Störungen freie Kurven zu registrieren. Sie sind gestört durch mechanische Erschütterungen der Elektroden und Muskelaktionsströme. So ist es z. B. BERGER nie gelungen, während eines generalisierten Anfalles verwertbare Registrierungen durchzuführen. Aus diesem Grunde handeln auch die meisten Untersuchungen von der Absence, vom petit-mal und vom Intervall. Es ist uns gelungen, von allen wesentlichen Anfallsformen störungsfreie oder einwandfrei auswertbare Mehrfachableitungen zu erhalten.

Die hirnbioelektrischen Befunde bei den verschiedenen Anfallsformen seien zunächst beschrieben. Die Diagnose „genuine Epilepsie" war bei den betreffenden Kranken mit allen klinischen Mitteln gesichert.

Abb. 6 zeigt fortlaufend eine bipolare Ableitung von symmetrischen Stellen der Zentralregion beider Hemisphären. Auf Streifen *A* sind die „Spontanschwankungen" vor dem Anfall zu erkennen. Diese sind bereits pathologisch (sie sind es stets bei diesem Kranken, der über viele Wochen klinisch und hirnbioelektrisch beobachtet wurde). Bei einem gesunden Individuum würde man über der genannten Region Gruppen von Schwankungen von etwa 10/sec (= α-Wellen) neben frequenteren Schwankungen (β-Wellen) finden (wie z. B. auf Abb. 1, 7). In diesem Falle erkennt man träge Schwankungen und unregelmäßig aufeinanderfolgende KS-Einzelentladungen. Diese Erscheinungen wurden nicht nur über der Zentralregion, sondern zu gleicher Zeit auch über den anderen

Regionen in gleicher Weise, aber zeitlich völlig unabhängig davon beobachtet. Es handelt sich also nicht um das Stadium der KS-Einzelentladungen eines „Fokus". Ohne daß das Bild sich merklich ändert, beginnen plötzlich steile hohe Abläufe, die ein Vielfaches der normalen Spannungsproduktion betragen, und zwar in kontinuierlicher Reihenfolge (kontinuierlicher KS-Anfall). Klinisch setzt in diesem Augenblick ein generalisierter epileptischer Anfall ein mit tonischer Einleitungsphase und generalisierten klonischen Zuckungen. Eine strenge zeitliche Beziehung zwischen dem Rhythmus der KS-Entladungen und dem der motorischen Erscheinungen konnte nicht festgestellt werden. Zwischen Streifen B und C fehlen 17 Sekunden Registrierung (unverändertes Bild). Gegen Ende des kontinuierlichen KS-Anfalles treten gewisse Pausenbildungen auf, aber nicht so ausgeprägt wie bei einem corticalen epileptogenen Fokus (s. z. B. Abb. 3 und 4). Bioelektrisch endet der Anfall unscharf im Gegensatz zum klinischen Anfall (s. ↑ auf C). Das Ende der klonischen Phase spiegelt sich hirnbioelektrisch nicht eindeutig und zeitlich bestimmt begrenzt wider. Unmittelbar im Anschluß an den Anfall bestehen praktisch die „Spontanschwankungen" unverändert weiter wie vor dem Anfall. Eine Reduktion der Spannungsproduktion als Zeichen der Erschöpfung der abnorm tätigen nervösen Elemente findet sich nicht (wie z. B. auf Abb. 4). Abb. 6 zeigt nur einen Ausschnitt aus der Registrierung, nämlich das Verhalten bei bizentraler Ableitung, um die Veränderungen übersichtlich hervortreten zu lassen. Gleichzeitig wurde auch bipolar über frontalen und occipitalen Abschnitten abgeleitet. Während die occipitalen Ableitungen ähnliche Veränderungen aufwiesen wie die zentralen, waren über den frontalen Abschnitten überhaupt keine sicheren Veränderungen der Spontanschwankungen während des Anfalles zu erkennen (s. Abb. 2 KORNMÜLLER und JANZEN [3].)

Zusammenfassung des Befundes: Die corticalen bioelektrischen Erscheinungen während des generalisierten epileptischen Anfalles lassen keine Kennzeichen eines Fokus hervortreten.

Hirnbioelektrisch fand sich ein völlig anders geartetes Bild bei einem Kranken, bei dem neben großen Anfällen mit generalisierten tonisch-klonischen Zuckungen auch solche bestanden, die nach klinischem Sprachgebrauch als „subcortical" bezeichnet werden. Ein solcher Anfall begann mit Kopf-, Rumpf- und Blickwendung nach rechts. Bei einer tonischen Starre der gesamten Körpermuskulatur traten nur vereinzelt klonische Zuckungen auf. Im Anschluß an das motorische Krampfstadium beobachtete man bei tiefster Bewußtlosigkeit Speichelfluß in dickem Strahl, Kaubewegungen, eine auffällig zwischen Blässe und tiefster Cyanose wechselnde Gesichtsfarbe. Anschließend bestand ein Schlafzustand, der durch leichte Reize unterbrochen werden konnte, in den der Kranke aber sofort wieder zurückfiel. Abb. 7 zeigt 3fache, gleichzeitige bipolare Registrierungen über der Frontal- (a), Zentral- (b) und Occipital- (c) Region. Auf A (Anfang) erkennt man ein Bild, das normal ist und dem bei einem gesunden Menschen entspricht, obwohl es sich bei dem Kranken um einen schwer wesensveränderten Epileptiker handelt (vgl. dazu BERGER, JASPER und NICHOLS). Occipital bestehen in regelmäßiger Aufeinanderfolge Schwankungen von 10/sec (= α-Wellen), zentral sind sie nicht so kontinuierlich und von geringerer Amplitude. Frontal sind sie kaum vorhanden (infolge von Synchronismus bei bipolarer Ableitung s. oben S. 277, Abb. 1). Bei Augenöffnen (angestrichene Stelle auf Streifen A) verschwinden die α-Wellen hier vorwiegend occipital (typischer Effekt). *B* ist 37 Sekunden nach dem Beginn einer Hyperventilation gewonnen. Das Bild ist wesentlich unregelmäßiger, insbesondere ist auch der frontale Synchronismus

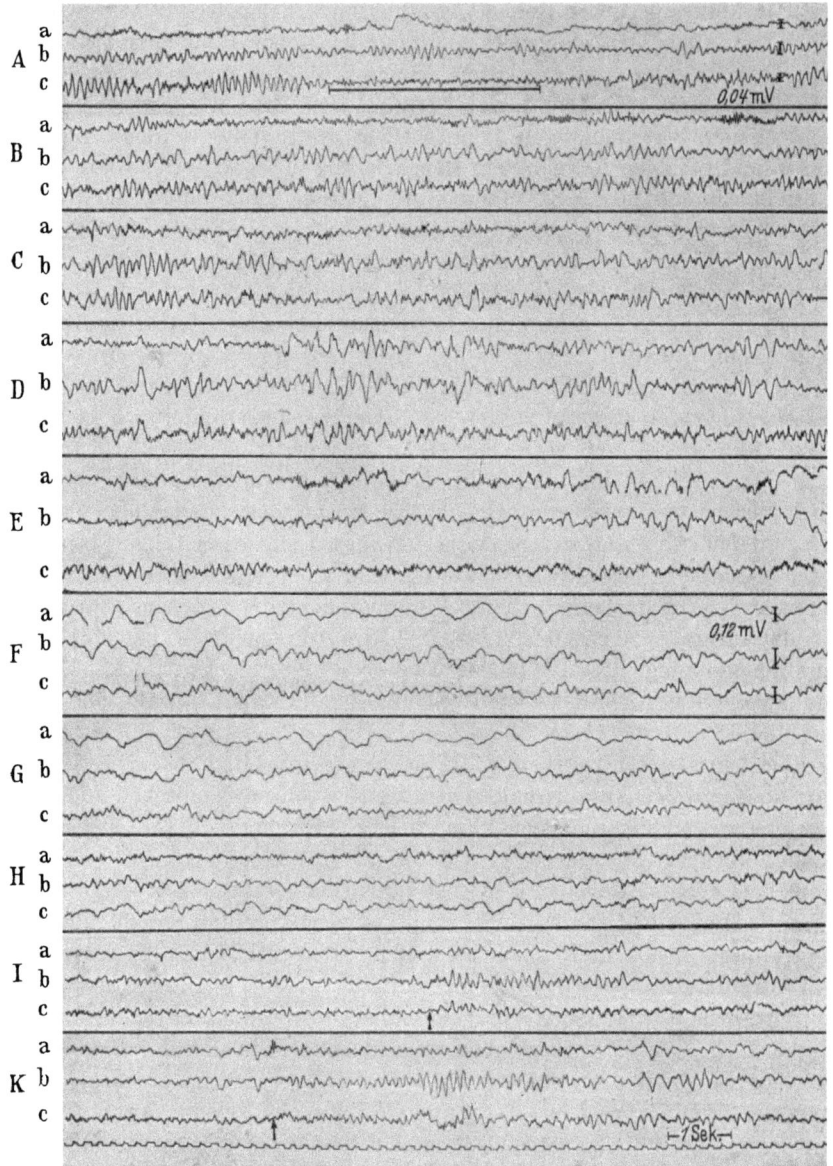

Abb. 7. Ableitungen während eines sog. ,,subcorticalen'' Anfalles. Erklärung s. Text! [Aus JANZEN u. KORN-MÜLLER: Dtsch. Z. Nervenheilk. **149**, 78 (1939).]

nicht mehr so ausgesprochen. *C*, 2 Minuten nach Beginn der Hyperventilation, zeigt im wesentlichen dasselbe, es treten schon abnorm träge Schwankungen auf. *D* und *E* (aufeinanderfolgend 4 Minuten nach Beginn der Hyperventilation) zeigen ein gegenüber der Norm völlig verändertes Bild. Die Spontanschwankungen von A sind kaum noch zu erkennen. Dafür herrschen abnorme Erscheinungen vor in Form unregelmäßiger träger Abläufe, die zeitweise gleichzeitig über allen drei Ableitungen vorkommen. Klinisch war bei dem Kranken zu diesem Zeitpunkt noch keine Veränderung zu erkennen. Unmittelbar nach E setzte der oben beschriebene Anfall ein. Während der ersten Phase des Anfalles traten nur träge Abläufe geringer Amplitude auf, nicht dagegen das Bild eines KS-Anfalles (die Kurven sind nicht abgebildet, weil sie zum Teil mechanische Verlagerungen aufweisen, sie waren aber einwandfrei auswertbar). In der zweiten Phase des Anfalles bestanden ähnliche hirnbioelektrische Erscheinungen. F (2 Minuten nach Beginn des Anfalles), G (17 Sekunden später) zeigen Ausschnitte davon. Man erkennt träge Schwankungen geringer Amplitude (s. Eichstriche auf F im Gegensatz zu A), denen zentral und occipital Schwankungen 8—10/sec aufgelagert sind. H (6 Minuten nach Beginn des Anfalles) zeigt immer noch ein abnorm verändertes Bild. J und K (22 bzw. 23 Minuten nach Beginn des Anfalles) weisen eine reduzierte Spannungsproduktion auf. Auf Sinnesreize treten vorübergehend die normalen Spontanschwankungen wieder auf (klinisch und hirnbioelektrisch das Bild des Schlafes). Eine ähnliche Beobachtung machte JUNG am Kaiser Wilhelm-Institut für Hirnforschung.

Beurteilung des Befundes: Der „hirnbioelektrischen Aura" entspricht keine klinische. Fokale hirnbioelektrische Erscheinungen waren während des Anfalles im Bereich des Cortex nicht nachweisbar. Es handelt sich vielmehr um ein Bild, wie es sekundären, durch nervöse Fortleitung bedingten Abänderungen von einem — in diesem Falle also nicht cortical gelegenen — primären Fokus entspricht.

Durch diese Beobachtung angeregt, mußte folgende Frage gelöst werden: Die verschiedenen Autoren haben das wechselvolle hirnbioelektrische Bild beim petit-mal beschrieben mit KS-Entladungen wechselnder Form, Dauer und Verteilung. Man muß, wenn man über die diagnostische Aufgabe hinaus der Lösung des Lokalisationsproblems nachgeht, sich an diejenigen Beobachtungen halten, die bei gleichem klinischen Bild ein Minimum an abnormen Erscheinungen aufweisen. Entsprechend dem methodischen Verfahren der holländischen experimentell-physiologischen Schule ist es erforderlich, danach zu suchen, was *noch* an normalen (hier corticalen bioelektrischen) Erscheinungen vorhanden sein kann trotz des abnormen klinischen Geschehens. Alles, was darüber hinaus auftreten kann, wäre also keine notwendige Bedingung des Geschehens. Man hat sich bisher in der schon umfangreichen Literatur im allgemeinen an die auffälligen Befunde gehalten, weil deskriptiv-diagnostische Fragen im Vordergrund standen.

Bei verschiedenen Kranken konnte während sog. kleiner Anfälle von Bewußtseinsverlust verschieden langer Dauer mit tonischem Krampf und mehr oder weniger ausgeprägten klonischen Zuckungen ein wechselndes bioelektrisches Verhalten beobachtet werden. In seltenen Fällen fehlte überhaupt jede nachweisbare Änderung der normalen corticalen Spannungsproduktion. In anderen Fällen konnte lediglich eine Reduktion derselben beobachtet werden und ein Auftreten abnorm träger Schwankungen geringer Amplitude. Diese Abänderungen setzten teilweise erst ein, wenn der Anfall klinisch bereits längere Zeit manifest war und konnten auch vor Ende desselben oder mit diesem verschwinden.

Dabei ist bemerkenswert, daß unmittelbar vor dem Anfall hirnbioelektrische Abänderungen des normalen Bildes auch dann fehlen können, wenn klinisch so eindeutige Auraerscheinungen vorhanden sind, daß der betreffende Kranke einen Anfall mit Sicherheit ankündigen kann. Auch wenn im Verlauf des Anfalls sichere Kloni auftraten, konnten cortical KS-Entladungen fehlen. Gelegentlich konnte bei einem Kranken mit zahlreichen kleinen Anfällen beobachtet werden, daß mit Zunahme der Dauer der Anfälle auch die Änderungen der corticalen Spannungsproduktion zunahmen und zuletzt auch KS auftraten. Es hat sich kein Anhalt dafür ergeben, daß mit dem tonischen Krampf andere corticale Erscheinungen verknüpft sind als mit dem klonischen. In allen Fällen handelt es sich um uni- oder bipolare gleichzeitige Mehrfachregistrierungen. Es ist also nichts übersehen worden. Auf derartige Beobachtungen bei kleinen Anfällen hat man bisher in der ziemlich umfangreichen hirnbioelektrischen Epilepsieliteratur nicht hingewiesen (Abb. zu dem eben Vorgetragenen s. bei JANZEN und KORNMÜLLER [3]). Zusammenfassende Beurteilung der Befunde: Bilder mit den hirnbioelektrischen Kennzeichen eines corticalen Fokus wurden bei den kleinen Anfällen nicht beobachtet. Die nachweisbaren Abänderungen der normalen Spannungsproduktion können auf Grund hirnbioelektrischer Kriterien nur als sekundäre, durch nervöse Beeinflussung bedingte angesehen werden.

In den bisher mitgeteilten hirnbioelektrischen Befunden während des Anfallsgeschehens bei genuiner Epilepsie sind bereits zahlreiche Feststellungen im Vergleich zu bisher geltenden Auffassungen enthalten. Die Auswertung der Befunde für das Lokalisationsproblem ist erst nach Darstellung der folgenden Befunde möglich.

Es handelt sich um die *Auswertung der hirnbioelektrischen Erscheinungen während Absencen.* Zeitlich eng verknüpft mit dem Auftreten derselben können Steigerungen der hirnbioelektrischen Tätigkeit im Sinne von KS-Anfällen erfolgen. Diese bieten ein äußerst sinnfälliges Bild. Die Ableitungen sind bei diesen Anfallsformen technisch nicht schwierig, insofern sie einmal durch Hyperventilation sehr leicht zu reproduzieren und daher systematischer Untersuchung zugänglich sind, sodann, weil mechanische Elektrodenerschütterungen und Muskelaktionsströme fehlen. Dieses sinnfällige und immer wieder überraschende Bild beherrscht ganz wesentlich die erst in ihren Anfängen stehende hirnbioelektrische Epilepsieliteratur. Die Befunde als solche sind durch JASPER, GIBBS und deren Mitarbeiter vollständig beschrieben und konnten von anderen Autoren nur bestätigt werden. KORNMÜLLER und JANZEN haben zuerst den Versuch unternommen, aus der Analyse der Befunde bei geeigneter Abänderung der Ableitungsmethodik Aufschlüsse über das Lokalisationsproblem und den zentralnervösen Erregungsmechanismus zu gewinnen.

Abb. 8 zeige zuerst ein Beispiel: Die normalen Schwankungen des Wachzustandes erkennt man nicht deutlich, da eine stark reduzierte Registrierempfindlichkeit benutzt werden mußte, um die abnorm starken KS-Entladungen einigermaßen ausreichend zur Darstellung zu bringen. Man ersieht daraus wieder, daß die KS-Entladungen ein Vielfaches der normalen Spannungsproduktion darstellen. Es handelt sich um 3fache gleichzeitige unipolare Registrierungen von der Frontal- (1), Zentral- (2) und Occipitalregion (3). Plötzlich beginnen frontal abnorm steile Abläufe, etwas später zentral und occipital. Die Abläufe sind gekennzeichnet durch steile und träge Schwankungen („spikes and waves" der amerikanischen Autoren). Das Bild, das hier nicht im einzelnen analysiert werden soll, zeigt nicht nur hinsichtlich des Beginnes, sondern auch hinsichtlich der Kurvenform und der Intensität der Entladungen örtliche Unterschiede. Zeitlich streng gekoppelt mit der Dauer des KS-Anfalles besteht eine Absence. Es handelt sich um eine Kranke mit echter Pyknolepsie.

Das eben beschriebene Bild ist charakteristisch bei einer Absence. Es kann bei Kranken mit genuiner Epilepsie in völlig gleicher Weise vorkommen wie bei Kranken mit Pyknolepsie.

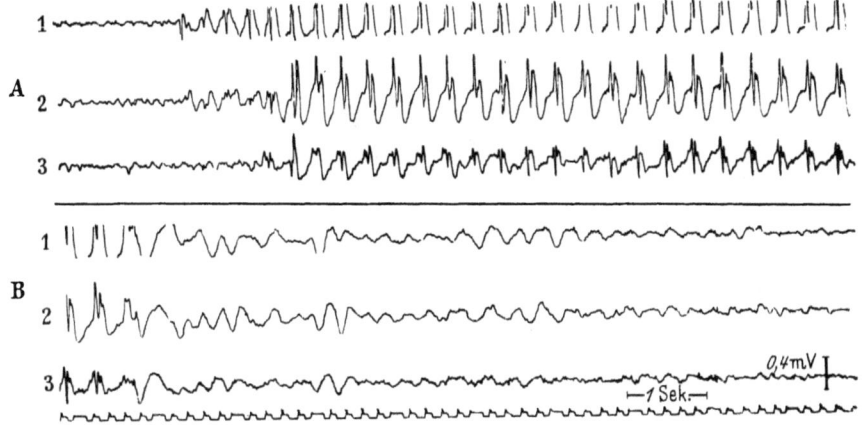

Abb. 8. *A* und *B* fortlaufende „unipolare" Registrierung von frontal (*a*), zentral (*b*) und occipital (*c*) während einer Absence. Weitere Erklärung s. Text! [Aus KORNMÜLLER u. JANZEN: Z. Neur. **166**, 294 (1939).]

Die Entwicklung der Befunde soll an dieser Stelle kurz unterbrochen werden, um auf zwei wichtige Tatsachen hinzuweisen, die sich aus den bisher getroffenen Feststellungen ergeben: 1. Es ist sehr bemerkenswert und bedarf noch weiterer Klärung, daß bei abnormen Erregungen der gesamten Rinde weder motorische noch sensorische Reizerscheinungen auftreten in Form von Krämpfen oder einer Aura. 2. Das pathophysiologische Geschehen, gekennzeichnet durch den entsprechenden hirnbioelektrischen Befund, kann bei genuiner Epilepsie und echter Pyknolepsie das gleiche sein, obwohl die „Krankheiten" Epilepsie und Pyknolepsie nach klinischer Erfahrung nicht gleich sind. Es ist keineswegs angängig, aus der Gleichheit des pathophysiologischen Vorganges nosologische Schlüsse zu ziehen. Maßgeblich bleibt hier das Ergebnis gesicherter klinischer Forschung.

Der kontinuierliche KS-Anfall mit regelmäßiger Aufeinanderfolge steiler und träger Abläufe ist nach übereinstimmender Erfahrung aller Autoren der häufigste Befund bei einer Absence. Die Beschreibung muß dahin ergänzt werden, daß nicht, wie an Hand von Abb. 8 gezeigt wurde, die KS-Entladungen über den verschiedenen Regionen nacheinander beginnen, sondern daß der Beginn in der Regel gleichzeitig ist (s. Abb. 9 *B*). Wenn man das hirnbioelektrische Bild zum Einteilungsprinzip wählte, so müßte man bei Übersicht eines geeigneten Materials feststellen, daß es dann verschiedene Formen von Absencen gäbe; denn es ist keineswegs so, daß jede Absence mit den bisher beschriebenen hirnbioelektrischen Erscheinungen verknüpft ist. Für das hier im Mittelpunkt stehende Lokalisationsproblem ist das oben eingeführte methodische Vorgehen maßgebend. Es muß festgestellt werden, was an abnormen hirnbioelektrischen Erscheinungen vorhanden sein kann, ohne daß eine Absence eintritt, und umgekehrt was, noch normal sein kann oder dem oben beschriebenen charakteristischen Bild nicht entsprechend zu sein braucht, wenn bereits eine Absence besteht. Zu dieser Frage zwei Beispiele: 1. *B* der Abb. 9 zeigt von der gleichen Kranken, von der die Registrierungen der Abb. 8 stammen, bei gleicher Elektrodenlage die hirnbioelektrischen Erscheinungen während einer Absence. Der KS-Anfall beginnt über allen drei Ableitestellen gleichzeitig und endet auch gleichzeitig. Zeitlich streng gekoppelt mit der ersten und letzten Entladung sind Anfang und Ende der Absence. Auf *A* erkennt man einen kurz dauernden KS-Anfall, der in Einzel-

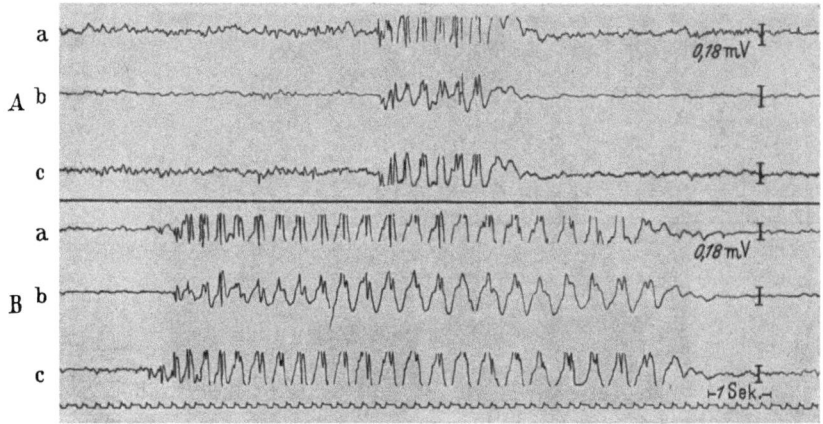

Abb. 9. Von derselben Kranken, von der Abb. 8 gewonnen wurde. Gleiche Ableitungen. *A* KS-Anfall ohne objektives oder subjektives klinisches Symptom. *B* KS-Anfall zeitlich gekoppelt mit Absence. Weitere Erklärung s. Text! [Aus JANZEN u. KORNMÜLLER: Dtsch. Z. Nervenheilk. 149, 86 (1939).]

heiten dem Beginn des großen KS-Anfalles auf *B* entspricht. Solche Bilder wurden häufig (auch bei anderen Kranken) beobachtet, ohne daß objektiv oder subjektiv irgendeine Änderung bei der Kranken bestand. Gleiche Befunde bei Kranken mit genuiner Epilepsie s. bei JANZEN und KORNMÜLLER. Mit dem Einsetzen des gleichen abnormen hirnbioelektrischen Geschehens ist also einmal der plötzliche Bewußtseinsverlust verknüpft, das andere Mal nicht. Diese Feststellung zeigt, daß das beschriebene abnorme corticale Geschehen nicht die notwendige Bedingung der Absence ist. Diese Beobachtung wurde neuerdings auch von HYLAND, GOODWIN und HALL in gleicher Weise ausgewertet. 2. Bei Anfällen von Bewußtlosigkeit ohne motorische Erscheinungen — also reine Absencen — können auch andere hirnbioelektrische Bilder vorkommen. Abb. 10 zeigt z. B. von einem Kranken mit genuiner Epilepsie bifrontale (I) und bioccipitale (III) Registrierungen. Die „Spontanschwankungen" sind hier abnorm (vgl. als Normalbild die Registrierungen auf der Abb. 1, 7*A*). Während der Absencen erkennt man bifrontal eine nicht scharf abgesetzte Aktivierung mit einzelnen KS-Abläufen. Biooccipital ist eine Abänderung der „Spontanschwankungen" nicht sicher feststellbar. Das als charakteristisch und häufig beschriebene Bild des corticalen kontinuierlichen KS-Anfalles ist also nicht das einzige bei Absencen.

Es soll abschließend noch hervorgehoben werden, daß im Anschluß an den kontinuierlichen KS-Anfall keine Reduktion der Spannungsproduktion als

Zeichen der Erschöpfung der abnorm tätigen nervösen Elemente besteht. Es ist ferner zu vermerken, daß bei ungleichzeitigem Beginn des KS-Anfalles über den verschiedenen Regionen jede beliebige Region einmal führend sein kann.

Bei Kranken mit echter Pyknolepsie und genuiner Epilepsie gibt es also in zeitlichem Zusammenhang mit Absencen ein charakteristisches hirnbioelektrisches Bild, das es in vielen Fällen erlaubt, auch ohne Beobachtung des Kranken die Diagnose zu stellen, daß eine Absence vorliegt (vgl. z. B. F. A. GIBBS, E. L. GIBBS und LENNOX). Die abnorme, anfallsartig auftretende Abänderung der Spontanschwankungen in Form des kontinuierlichen KS-Anfalles mit regelmäßiger Aufeinanderfolge steiler und träger Abläufe ist aber nicht ganz allgemein eine notwendige Bedingung einer Absence. Denn das genannte

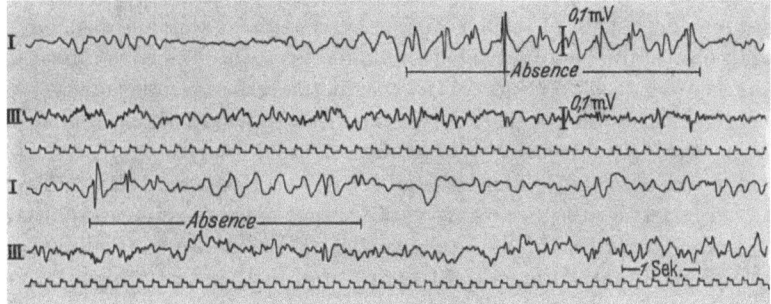

Abb. 10. Bipolare Registrierungen bei Absencen. Weitere Erklärung s. Text! [Aus JANZEN u. KORNMÜLLER: Dtsch. Z. Nervenheilk. **149**, 88 (1939).]

hirnbioelektrische Bild ist auch nicht das einzige, das man zeitlich im Zusammenhang mit Absencen findet[1]. Alle bisher erhobenen Befunde enthalten (nach dem früher Gesagten) keine hirnbioelektrischen Kennzeichen eines corticalen Fokus. Umschriebenes Vorkommen von KS-Abläufen (Abb. 10) oder vorzeitiger Beginn an umschriebener Stelle (Abb. 8) sind keine hinreichenden Kennzeichen eines solchen (s. oben). Es ist daher zu schließen, daß es sich bei der Absence nicht um ein primär corticales Geschehen handelt. Dieses kann auf Grund des vorliegenden Materials auch positiv begründet werden. Ein Befund, wie er auf Abb. 10 abgebildet ist, spricht nach den tierexperimentell gewonnenen Erfahrungen dafür, daß es sich um abnorme Erregungen handelt, die durch nervöse Beeinflussung von einer anderen Stelle entstanden sind. Gleichzeitiger oder weitgehend gleichzeitiger Beginn und gleichzeitige Beendigung des KS-Anfalles über *allen* Teilen der Konvexität können ebenfalls Ausdruck einer nervösen Beeinflussung von einem primären — nicht corticalen — Fokus sein, der mit den verschiedenen Rindengebieten in enger Faserverbindung steht. Bei einem Reiz, der auf dem Blutwege wirkend etwa alle Rindengebiete gleichzeitig träfe, würde sich nach tierexperimentellen Erfahrungen wahrscheinlich ein anderes hirnbioelektrisches Bild ergeben.

Die Analyse der mit den Absencen verknüpften hirnbioelektrischen Erscheinungen ist geeignet, weitere Einzelheiten hinsichtlich des Lokalisations-

---

[1] Für unsere Fragestellung kommt es darauf an, Zustände *klinisch gleicher* Art (Absencen) zu vergleichen. Daß man auf Grund hirnbioelektrischer Befunde vielleicht eine Differenzierung von „Absencen" erreichen kann, sei hier noch einmal hervorgehoben (s. S. 291).

problems und des zentralnervösen Mechanismus des Anfallsgeschehens zu enthüllen. Bei einer Kranken mit genuiner Epilepsie beobachteten wir eine Zeitlang massenhaft gehäufte Absencen mit einem hirnbioelektrischen Bild, ähnlich dem auf Abb. 9 und 8 beschriebenen. Über allen Teilen der erfaßbaren Rinde traten aufeinanderfolgend steile und träge Abläufe auf im kontinuierlichen KS-Anfall, der mit der Absence zeitlich streng verknüpft war. Verschiedentlich konnte nun beobachtet werden, daß KS-Anfall und Absence wie gewöhnlich begannen, dann aber das Bewußtsein teilweise wiederkehrte, trotzdem der KS-Anfall unverändert hinsichtlich Form und Verteilung der abnormen Erscheinungen fortbestand. Die Kranke konnte einfache Befehle ausführen, behielt Testworte, konnte aber nicht sprechen, motorische Erscheinungen fehlten. Dieser Zustand wurde mehrfach fortlaufend hirnbioelektrisch verfolgt, einmal 22 Minuten lang. Abb. 11 bringt einen Ausschnitt aus einem solchen Anfall, und zwar vom Anfang bis zum Ende fortlaufend dargestellt eine frontale unipolare Ableitung von der rechten Seite. Man erkennt zunächst ein mehr unregelmäßiges Bild der KS-Entladungen mit Überwiegen der steilen Abläufe. Dann beginnt ein schematisch gleichförmiges Geschehen. Steile und träge Schwankungen folgen einander regelmäßig. Im Anfang der zweiten Reihe wird das Bild vorübergehend unregelmäßig, um dann unverändert und gleichförmig anzuhalten. Aus dem weiteren Ablauf ist für die gegenwärtigen Zwecke nur hervorzuheben, daß gelegentliche Lückenbildungen auftreten. Echte Pausenbildungen, Verschiebungen der steilen und trägen Abläufe gegeneinander, Änderungen der zeitlichen Aufeinanderfolge als Ausdruck einer Erschöpfung der tätigen Elemente fehlen. Der Anfall endet mit drei immer kürzer werdenden KS-Gruppen. Dann treten sofort die „Spontanschwankungen" wieder auf wie vor dem Anfall. Es sind also keine Zeichen der Erschöpfung der abnorm tätigen nervösen Elemente nachweisbar. Wie bereits früher hervorgehoben, soll auch an dieser Stelle wieder darauf hingewiesen werden, daß trotz der anscheinend generalisierten KS im Bereich der Rinde (auf die Grenzen der Methodik wurde oben hingewiesen) motorische Krämpfe nicht auftraten.

Die Beobachtung dieser lang anhaltenden Anfälle gab nun die Möglichkeit, eine andere Frage zu lösen. Die unipolaren Ableitungen von verschiedenen Ableitestellen sehen bei den genannten mit Absencen verknüpften KS-Anfällen über den verschiedenen Regionen oft sehr gleichförmig aus. Bei der Analyse der zeitlichen Beziehungen, die Ausdruck morphologischer und dementsprechend auch funktioneller Verknüpfungen sind (KORNMÜLLER), durch gleichzeitige Anwendung bi- und unipolarer Ableitungen zeigte sich, daß eine Differenzierung möglich war. Die auf der Skizze von Abb. 12 angegebenen Ableitestellen *1—5* liegen 2 cm von der Mittellinie und je 2 cm in frontooccipitaler Richtung voneinander entfernt, die Punkte *2', 3', 4'* je 1 cm hinter *2, 3, 4*. Die unipolaren Ableitungen *1—5* zeigen ein gleichförmiges Bild (s. *2, 3, 3', 4* auf *ABCD*). Die bipolaren Ableitungen zwischen *1—2, 2—3* lassen erkennen, daß die trägen Abläufe der unipolaren Ableitungen offenbar synchron sind, denn sie heben sich bipolar auf. Das Bild der bipolaren Ableitungen ändert sich sprunghaft hinter dem Punkt *3*. Ableitung *3—4* und *4—5* zeigen das Bild der Aufeinanderfolge der trägen und steilen Schwankungen genau wie die unipolaren Ableitungen. Der Synchronismus der trägen Abläufe fehlt also. Die bipolare Ableitung *2'—3'*

Klinische und hirnbioelektrische Epilepsiestudien. 295

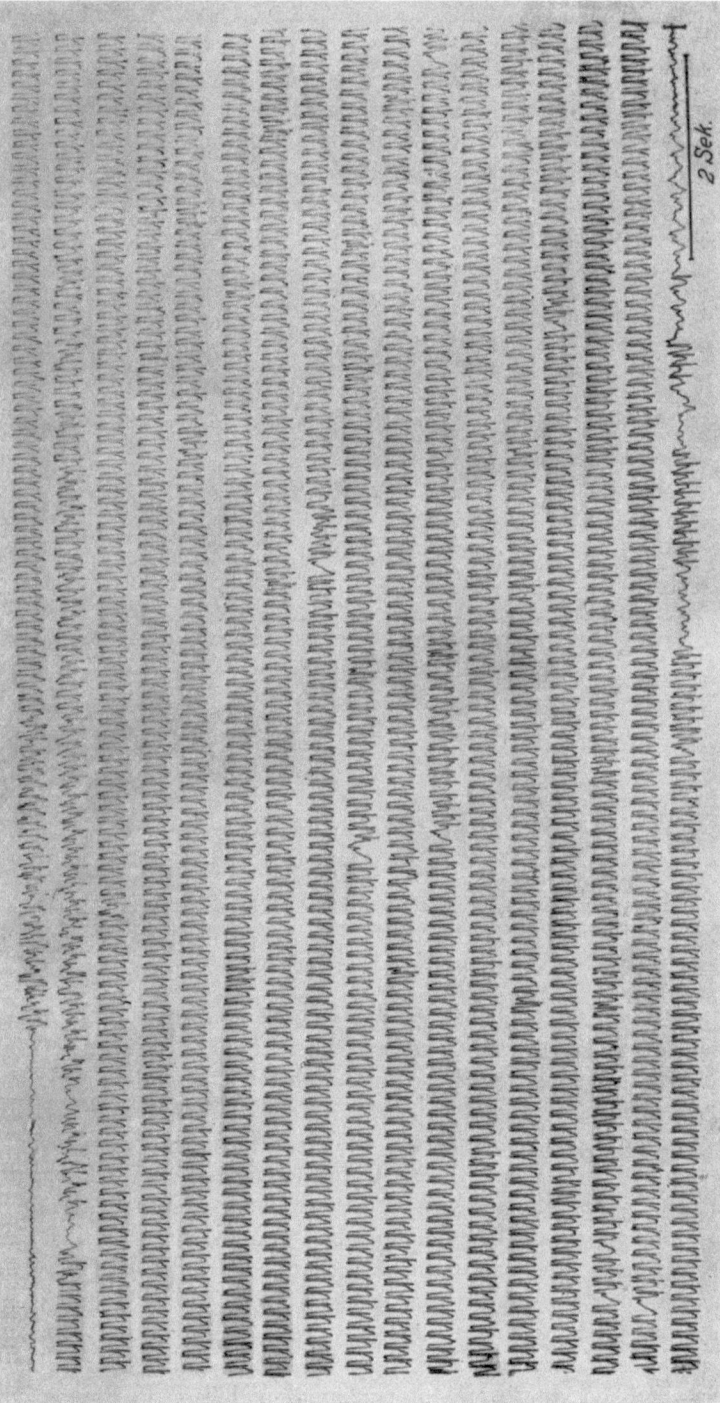

Abb. 11. 22 Minuten dauernder KS-Anfall. Erklärung s. Text!

zeigt ein mittleres Verhalten zwischen *2—3* und *3—4*. Man kann also auf Grund der Analyse der zeitlichen Beziehungen sagen, daß zwischen den Punkten *3* und *4* funktionell eine Grenze besteht.

Der Befund auf Abb. 12 ist zusammengestellt aus wiederholt vorgenommenen Registrierungen während verschiedener Absencen an einem Tage. Er konnte an anderen Tagen reproduziert werden und in gleicher Weise auch während eines viele Minuten anhaltenden KS-Anfalles, wie ein solcher auf Abb. 11 dar-

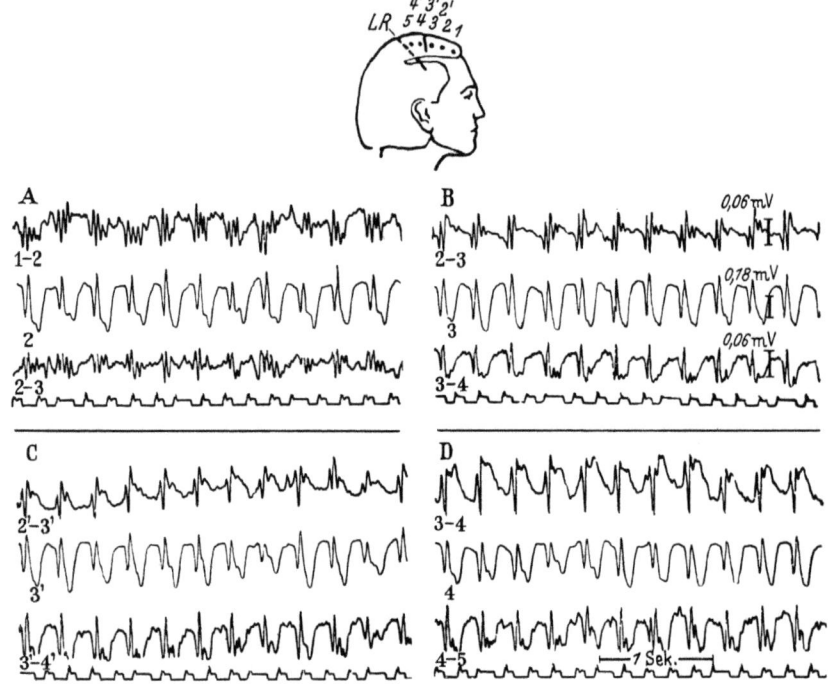

Abb. 12. *A—D* Hirnbioelektrische Differenzierung innerhalb der rechten Frontalregion. KS-Anfälle, die zeitlich im Zusammenhang mit Absencen auftreten. In der Skizze ist die Linea Rolandica (LR) gestrichelt und vor dieser eine bioelektrische Grenze eingezeichnet. Weitere Erklärung s. Text! [Aus KORNMÜLLER u. JANZEN: Z. Neur. **166**, 300 (1939).]

gestellt ist, also unter gleichbleibenden Bedingungen. Im Tierexperiment fand sich, daß solchen Grenzen, die auf Grund zeitlicher Beziehungen ermittelt werden, eine morphologische entspricht. Die im vorstehenden gefundene Grenze eines Gebietes mit Synchronisierung der trägen Anteile der abnormen Erregungen über dem Frontalhirn (das Gebiet ist auf beiden Hemisphären das gleiche) kann einem Gebiet entsprechen, das nach den Untersuchungen von WALKER an Affen besonders dichte Einstrahlungen aus dem Thalamus empfängt. Diese dichte Einstrahlung von Fasern aus einem Kerngebiet könnte sehr wohl das morphologische Substrat dafür abgeben, daß die Entladungen form- und phasengleich sind. Aus der hier dargestellten Art der Analyse bioelektrischer Befunde ergeben sich lokalisatorische Hinweise.

Zu Eingang dieses Abschnittes wurden die wichtigsten bisher vorliegenden tierexperimentellen und klinischen Untersuchungsergebnisse zur Frage nach dem zentralnervösen Mechanismus des epileptischen Geschehens und zum Lokalisationsproblem zusammengefaßt. Es wurde auf die ungelösten Probleme hingewiesen.

Seit den Entdeckungen BERGERS und KORNMÜLLERS ist bei Tieren und Menschen ein umfangreiches Material über die hirnbioelektrischen Erscheinungen während des epileptischen Geschehens mitgeteilt worden. Wie hervorgehoben, ist die Einstellung der amerikanischen Autoren vorwiegend deskriptiv-diagnostisch. BERGER hat zuerst versucht, ein wesentliches Problem anzugehen. KORNMÜLLER und JANZEN haben in ihren neueren Untersuchungen neben der klinischen Auswertung des E.E.G. die Frage nach dem zentralnervösen Mechanismus in den Vordergrund gestellt und die Voraussetzungen für die Auswertung der Befunde in dieser Richtung geschaffen. Die wesentlichen Befunde wurden im vorstehenden systematisch entwickelt. In folgendem sollen sie zunächst ausgewertet werden zur Lösung ungeklärter Fragen des Lokalisationsproblems.

Für die fokale Rindenepilepsie konnten im Tierexperiment bestimmte hirnbioelektrische Kennzeichen des epileptogenen Fokus festgelegt werden. An geeigneten Fällen fokaler Rindenepilepsie des Menschen wurde oben gezeigt (s. Abb. 3 und 4), daß die gleichen Kriterien auch beim Menschen gelten. Dieser Nachweis mußte erbracht werden, um Sicherheit hinsichtlich des Geltungsbereiches von Kriterien zu gewinnen, die bei der Analyse der Befunde bei genuiner Epilepsie herangezogen werden können. Die Auswertung der Befunde mußte schwieriger sein als bei der fokalen Rindenepilepsie, weil hier ein weniger umschriebener zentralnervöser Mechanismus erwartet werden konnte. Es konnte gezeigt werden, daß es sog. kleine Anfälle mit Bewußtseinsverlust und tonischen Krämpfen gibt, bei denen selbst dann, wenn sie mit klonischen Krämpfen verbunden sind, abnorm gesteigerte Erregungsabläufe im Bereich der bioelektrisch erfaßbaren *Rinde* nicht nachweisbar sind. Es gibt kurz dauernde Anfälle ohne jede Abänderung der Hirnrindentätigkeit. In anderen Fällen wurden Abänderungen der Hirnrindentätigkeit nachgewiesen, die nach hirnbioelektrischen Kriterien als sekundär aufgefaßt werden mußten, also nicht entstanden durch direkte Einwirkung eines Reizes, sondern als Veränderungen, die von einem anderen primären Angriffspunkt des Reizes aus nervös bedingt sind. Zeichen eines umschriebenen Fokus fehlten. Bei ein und demselben Kranken konnte eine kontinuierliche Reihe festgestellt werden von Anfällen ohne jede Tätigkeitsabänderung der Rinde bis zu solchen mit sekundärer, d. h. nervöser, Beeinflussung derselben. Selbst während eines großen Anfalles mit überwiegend tonischen, aber auch klonischen Krämpfen und ausgesprochenen vegetativen Symptomen, den man nach klinischem Sprachgebrauch als sog. „subcorticalen" Anfall bezeichnet, waren im Bereich des ganzen Cortex nur träge Schwankungen geringer Amplitude als Ausdruck einer sekundären Abänderung der corticalen Tätigkeit nachzuweisen (Abb. 7), abnorme Steigerungen der Spannungsproduktion fehlten, Kennzeichen eines Fokus im Bereich der Rinde wurden nicht erfaßt.

Es kann also festgestellt werden, daß bei den genannten Anfallstypen auf Grund hirnbioelektrischer Kriterien keine Anzeichen gefunden wurden, die dafür sprächen, daß der epileptogene Fokus im Bereich der Rinde zu suchen wäre. Das heißt, daß Bewußtseinsverlust und tonischer Krampf beobachtet werden können, ohne daß die Hirnrinde *primär* in abnormer Tätigkeit ist. Nach dem eingangs dargestellten methodischen Prinzip mußte aber gerade nach solchen Fällen gesucht werden, bei denen möglichst viel noch normal oder noch nicht abgeändert war. Diese Fälle wurden darum in den Vordergrund gestellt. Es gibt eine andere Form von Anfällen mit Bewußtseinsverlust, bei denen die Rindentätigkeit einfach reduziert ist wie im Schlaf, und zwar im narkoleptischen Anfall (JANZEN). Die hirnbioelektrischen Veränderungen sind ähnlich denen im physiologischen Schlaf. Allerdings wurde ein bei diesem auftretenden sog. K-Komplex (LOOMIS, HARVEY und HOBART, GRÜTTNER und BONKALO) nicht beobachtet. Wenn aus den mitgeteilten Beobachtungen geschlossen werden darf, daß die Hirnrinde an den genannten Anfallssymptomen nicht primär beteiligt ist, so muß doch andererseits auf Grund der sekundären abnormen Abänderungen der Rindentätigkeit angenommen werden, daß an anderer Stelle ein primärer Fokus in abnorme Tätigkeit gerät. Die bei den genannten Anfällen beobachteten Abänderungen der normalen Spannungsproduktion sind derart, wie man sie vom Tierexperiment her als Auswirkungen eines Fokus mit abnorm gesteigerter Tätigkeit (gekennzeichnet durch KS) kennt. Man darf annehmen, daß der „nichtcorticale" Fokus bei den genannten Anfallsformen sich in abnorm gesteigerter Tätigkeit befindet. Ein direkter, experimentell zu führender Beweis steht noch aus. Eine andere Möglichkeit der Beweisführung ergibt sich aus einer Analyse der hirnbioelektrischen Erscheinungen, wie sie an Hand der Besprechung des auf Abb. 12 dargestellten Befundes angedeutet wurde.

Auch nach klinischem Sprachgebrauch nennt man die bisher geschilderten Anfälle oftmals „subcortical". Die vegetativen Symptome des an Hand von Abb. 7 beschriebenen großen Anfalles weisen unmittelbar auf bestimmte diencephale Zentren hin (vgl. KAPPERS und YAKOVLEV).

In einem Fall war eindeutig eine subjektive Aura vorhanden. In dem Zeitpunkt, in dem der betreffende Kranke das Nahen des Anfalles *mit Sicherheit* vorhersagte, konnte im Bereich der Rinde keine Abänderung der Tätigkeit des bioelektrischen Bildes beobachtet werden. Bei einem anderen Kranken waren bereits auffällige abnorme Abänderungen der bioelektrischen Spannungsproduktion im Bereich des Cortex nachweisbar ohne Zeichen einer subjektiven Aura. Es handelt sich sozusagen um eine „bioelektrische Aura". Es ist uns bisher nicht gelungen, hinreichende Untersuchungen an Kranken mit optischer oder einer anderen sensorischen Aura zu machen. (Es sei hier auf die Beobachtungen FOERSTERs über Auraerscheinungen bei Reizung der freiliegenden Rinde hingewiesen, s. seine Karte). Es ist zu vermuten, daß bei solchen Kranken hirnbioelektrische Abänderungen über den betreffenden Sinnesfeldern gefunden werden. Auf Grund tierexperimenteller Untersuchungen wird man KS-Anfälle erwarten.

Schwieriger hinsichtlich der Analyse der Befunde sind diejenigen Anfallsformen, die mit KS-Anfällen einhergehen. Ohne die Auswertung des Befundes beim großen epileptischen Anfall mit generalisierten tonisch-klonischen Zuckungen im einzeln zu wiederholen, soll hier festgehalten werden, daß Zeichen eines umschriebenen *corticalen* epileptogenen Fokus in diesem Falle nicht nachweisbar waren. Der kontinuierliche KS-Anfall setzte, aus „Spontanschwankungen" hervorgehend, schlagartig mit dem klinischen Beginn des Anfalles ein, und zwar nicht über der ganzen Konvexität. Die abnormen Steigerungen der Spannungsproduktion brauchen also nicht generalisiert zu sein, wie BERGER in seiner Hypothese annahm. Diese wurde oben (S. 285) ausführlich dargestellt. Sie ist entwickelt auf Grund von Teilbeobachtungen. Es ist aber festzustellen, daß nach den hier mitgeteilten Befunden die hirnbioelektrischen Erscheinungen während der einzelnen Phasen des Anfalles nicht derart sind, wie es BERGER angenommen hat. Damit entfällt auch eine eingehende Stellungnahme zu seiner Hypothese über die Genese des epileptischen Anfalles. Dem Kern seiner Auffassung, nämlich die Anschauung von dem primär subcorticalen Ausgang des abnormen Geschehens, kann aber, wenn auch mit anderer Begründung, zugestimmt werden; denn auch beim generalisierten Anfall können die Zeichen der *primären* abnormen *Rinden*tätigkeit fehlen. Es konnte m. W. jedenfalls bisher von anderen Autoren kein positiver Befund erbracht werden.

Abschließend seien die Befunde bei Absencen ausgewertet, die mit Steigerungen der Rindentätigkeit in Form von KS-Abläufen einhergehen. Es wurde festgestellt, daß es reine Formen von Absencen gibt mit umschrieben vorkommenden KS-Abläufen, die die Zeichen der sekundären, auf nervösem Wege bedingten Tätigkeitsabänderung aufweisen. In der Regel beobachtet man einen von den amerikanischen Autoren beim Menschen zuerst beschriebenen kontinuierlichen KS-Anfall mit regelmäßiger Aufeinanderfolge steiler und träger Abläufe („spikes and waves"). Die Erscheinungen setzen in der Regel über allen Teilen der Konvexität gleichzeitig ein. Es kann aber eine Stelle führend sein. Latenzzeiten von solcher Dauer, wie man sie bei intracorticaler Erregungsausbreitung erwarten müßte, werden in der Regel nicht gefunden. Die geringen zeitlichen Unterschiede, die man gelegentlich nachweisen kann, können dafür sprechen, daß die betreffenden Stellen von der auf nervösem Wege erfolgenden Ausbreitung der Erregung (von einem subcorticalen Fokus her) zu verschiedenen Zeiten getroffen werden. Es wurde oben auf Grund der Analyse der Befunde mit hirnbioelektrischen Kriterien gezeigt, daß der primäre Fokus nicht cortical zu suchen ist.

Zusammenfassend ist festzustellen, daß bei allen bisher besprochenen Anfallsformen (Absencen, petits-maux, generalisierter epileptischer Anfall) auf Grund hirnbioelektrischer Kriterien kein Anhalt gefunden werden konnte dafür, daß der primär epileptogene Fokus im zentralnervösen Mechanismus des Anfallsgeschehens im Bereich der Hirnrinde liegt. Vielmehr weist alles darauf hin, daß die Abänderungen der corticalen Tätigkeit sekundär, d. h. auf nervösem Wege, von einem subcorticalen primären Fokus her entstanden sind. Im jetzigen Stadium der Forschung sind noch keine direkten Aussagen möglich darüber, wo der infracorticale Fokus zu suchen wäre[1].

Die hirnbioelektrischen Untersuchungen bringen *neue Tatsachenerkenntnisse*. Auf Grund klinischer Symptome und experimenteller Untersuchungen an Tieren kam man zu gewissen Hypothesen. MUSKENS lehnte auf Grund kritischer Arbeit und Überlegungen die Beweiskraft der Versuche mit Rindenreizung ab. Schon SCHRÖDER VAN DER KOLK stellte den bedeutenden Gedanken heraus, daß der

---

[1] KORNMÜLLER (mündliche Mitteilung, Arbeit im Druck) hat neuerdings Befunde erhoben, die s. E. mit großer Sicherheit auf einen hypothalamischen Fokus hinweisen. Siehe dazu die Ausführungen des folgenden Abschnittes.

plötzliche und gleichzeitige Beginn des Krampfes gegen eine corticale Genese und für einen subcorticalen Fokus spräche. Die Schule SPERANSKIS hat auf Grund von Versuchen mit Rindenvereisung bei Hunden ebenfalls eine corticale Genese abgelehnt. Allerdings muß die Beweiskraft dieser Versuche offenbleiben, da es nicht sicher ist, ob bei den ausgedehnten Vereisungen in der Randzone nicht doch eine Reizquelle gegeben ist. Das schlagartige Einsetzen der Bewußtlosigkeit spricht gegen eine primär corticale Entstehung, etwa im Sinne einer fortschreitenden Hemmung der Rinde (PAVLOV). Baut man umgekehrt, von den klinischen Symptomen ausgehend, auf, von den kleinen Anfällen bis zum generalisierten Krampfanfall eine Reihe bildend, indem man annimmt, daß die Auswirkungen eines Fokus immer weitere Kreise ziehen, so kommt man ebenfalls zu der Annahme, daß ein Fokus, falls *ein* solcher existiert, subcortical gesucht werden muß, denn nach unseren pathophysiologischen Kenntnissen muß man die Symptome der kleinen Anfälle subcortical lokalisieren. An dieser Stelle soll auf einige klinische Beobachtungen zur Frage des infracorticalen Fokus hingewiesen werden im Anschluß an ähnliche Gedankengänge, wie sie ARIENS KAPPERS geäußert hat (s. oben S. 275). Es ist eine klinische Erfahrung, daß die Encephalographie bei therapieresistenten Epileptikern, besonders jüngeren Individuen, eine entschiedene Besserung bewirken kann. Das Wesen der Encephalographie scheint darin zu bestehen, daß ein Reizzustand im Bereich der diencephalen Zentren auftritt mit seinen Folgeerscheinungen (Hyperthermie, Grundumsatzerhöhung, Leukocytose mit Linksverschiebung, Erhöhung der Blutsenkung usw.) im Sinne des zentralen Fiebers (HOFF, JANZEN). Es wird offenbar durch diesen Reiz eine Umstimmung erzeugt, die einen günstigen Einfluß auf die Anfallsbereitschaft hat. Den gleichen günstigen Einfluß kann man im toxischen Fieber beobachten. So stellten wir bei einem Kranken folgendes fest: Er kam zu uns im Status epilepticus. Mit sehr hohen Dosen Sedativa war ein therapeutischer Erfolg nicht zu erzielen. Plötzlich traten unter hohem Fieber die Erscheinungen einer Polyarthritis auf. Die Anfälle verschwanden schlagartig, auch ohne Medikamente. Mit dem Abklingen des Fiebers setzten die Anfälle wieder ein. Ein erneuter Fieberanstieg brachte sie wieder zum Verschwinden. Nach dem Temperaturabfall häuften sich die Anfälle erneut zum Status epilepticus. Da Sedativa keinen Erfolg hatten, wurde in diesem Zustande aus therapeutischen Gründen eine Encephalographie gemacht. Im Anschluß daran war der Patient wiederum schlagartig anfallsfrei und erholte sich psychisch vollständig. Auch das toxische Fieber ist an die Reaktionsfähigkeit der diencephalen Zentren gebunden (HOFF). Es muß hervorgehoben werden, daß im Schlaf eine Normalisierung der abnormen hirnbioelektrischen Tätigkeit bei Epileptikern auftreten kann. Andererseits sind klinisch auch Verlaufsformen bekannt, bei denen nur nächtliche Anfälle auftreten. Die Umstellungen im Zusammenhang mit dem Schlaf erfolgen ebenfalls im Bereich diencephaler Zentren. Endlich sei noch ein letztes Argument hervorgehoben, das lokalisatorisch auf die genannte Region weist. Es ist eine bekannte Tatsache, daß bestimmte Kranke ganz feste Anfallsrhythmen haben[1]. Wir haben in ausgedehnten Studien die vegetativen Regulationen bei solchen Kranken untersucht. Sichere und

---

[1] GRIFFITH u. FOX: Lancet **1938**, 409.

einheitliche Veränderungen zeigten sich mit Hilfe der angewandten Methoden (fortlaufende Bestimmung von Blutdruck, Puls, Temperatur, Stoffwechsel, Wasserhaushalt usw.) nicht, obwohl im Einzelfalle bemerkenswerte Befunde erhoben werden konnten[1]. Ohne auf neuere eigene Untersuchungen in diesem Zusammenhange einzugehen, sei auf die Arbeit von PETTE und JANZEN verwiesen. Wenn auch noch nicht objektiv faßbar, so besagt doch schon die Tatsache der strengen Anfallsrhythmen, daß hier eine zentrale Steuerung vorliegen muß. Eine solche wird man aus biologischen Gründen in der Zentralstelle vegetativen Lebens, also diencephal, suchen (vgl. auch SPECHT in L. R. MÜLLER: ,,Lebensnerven und Lebenstriebe"). Andere Gesichtspunkte, die in die gleiche Richtung weisen, hat FRISCH in seiner Monographie zusammengestellt. Es handelt sich bei den zuletzt vorgetragenen Gedankengängen um Hypothesen auf Grund klinischer Erfahrungen. Diese haben durch die vorher dargestellten Erkenntnisse mit Hilfe der Methode der lokalisierten Ableitung hirnbioelektrischer Erscheinungen während des Anfallsgeschehens eine Begründung erfahren. Besonders hervorgehoben sei die auf Grund des vorgelegten Tatsachenmaterials gewonnene Feststellung, daß nicht die Rinde der Ort des primären abnormen Geschehens sein kann. Damit ist in dem alten Streit schon ein gewisser Fortschritt erreicht. Aufgabe weiterer Forschung ist es, die endgültige Lokalisation zu bestimmen.

Das Lokalisationsproblem soll auf Grund der hirnbioelektrischen Befunde abschließend noch für eine besondere Frage behandelt werden, nämlich im Hinblick auf die Hypothese von ZIEHEN, daß der tonische Anteil des Anfalles infracortical, der klonische Anteil cortical entstehe. Gegen diese Auffassung, die weite Verbreitung gefunden hat, sind bereits tierexperimentelle Befunde ins Feld geführt worden. DUSSER DE BARENNE wies beim Affen, die SPERANSKI-Schule an Hunden nach, daß tonischer *und* klonischer Anteil des Anfalles subcortical entstehen können. Die hirnbioelektrischen Befunde können einen klareren Beweis bringen. Es müßte bei corticaler Genese der klonischen Zuckungen im Anfall bei genuiner Epilepsie nachgewiesen werden, daß cortical *in engem zeitlichen Zusammenhang* mit den Kloni KS auftreten. Im Tierexperiment trifft dies für den Anfall bei primärer Reizung der motorischen Rinde zu. Die damit erwiesene Tatsache ist auch nicht in Frage gestellt, sie gilt als feststehendes Gesetz. Beim großen Anfall mit generalisierten klonischen Krämpfen wurden zwar KS über der Konvexität nachgewiesen, der enge zeitliche Zusammenhang des Rhythmus der KS-Entladungen mit dem der klonischen Krämpfe konnte auf Grund des vorliegenden Materials am Menschen bisher nicht mit Sicherheit festgestellt werden. Die Frage kann also für den generalisierten Anfall noch nicht entschieden werden. Anders verhält es sich ganz allgemein mit der Frage, ob unabhängig von corticalen Tätigkeitsänderungen Kloni auftreten können. Dabei ist zunächst der überraschende und noch nicht hinlänglich geklärte Befund anzuführen, daß selbst bei KS-Abläufen, die lange anhaltend (es sei z. B. an Abb. 11 erinnert) generalisiert über dem Cortex vorkommen, keinerlei motorische Entäußerungen beobachtet werden. Dies gilt zunächst nur für die besondere Form der abnormen Erregungen mit regelmäßiger Aufeinanderfolge steiler und träger Entladungen. Für die andere Beobachtungsreihe von tonischen Anfällen mit klonischem Anteil wurde oben gezeigt, daß während des ganzen Geschehens zwar Abänderungen der corticalen Tätigkeit nachweisbar sind, aber keine KS. Die motorische Region (Area gigantopyramidalis nach BRODMANN) liegt beim menschlichen Gehirn zum größten Teil in der Tiefe der Zentralfurche, und aus Tierexperimenten ist bekannt, daß keine Streuung von Spannungsschwankungen in der vorkommenden Größenordnung durch das Gehirn stattfindet (KORNMÜLLER). Es könnte also sein, daß die Abänderungen der motorischen Region bei Ableitungen von der Kopf-

---

[1] LENNOX und COBB stellten fest: Das am meisten Konstante ist die Inkonstanz physiologischer Prozesse bei Epileptikern.

schwarte nicht erfaßt werden. Die sekundäre Abänderung der Rindentätigkeit war bei den genannten Anfällen aber generalisiert, und es ist anzunehmen, daß die motorische Region in gleicher Weise abgeändert ist. Beweisend ist diese Überlegung nicht. Es soll auch noch auf die Beobachtung hingewiesen werden, daß beim kataplektischen Anfall im Rahmen des Narkolepsiesyndroms gelegentlich echte Kloni vorkommen, während die Rinde keine Zeichen gesteigerter Hirntätigkeit aufweist (JANZEN und BEHNSEN). Ich erinnere hier auch an die Untersuchungsergebnisse von MUSKENS.

Man kann also feststellen, daß mit dem Auftreten der Kloni keine damit zeitlich streng gekoppelte Steigerung der corticalen Tätigkeit im Sinne von KS aufzutreten *braucht*. Die hirnbioelektrischen Untersuchungen am Menschen gelangen damit zu dem gleichen Ergebnis wie die tierexperimentellen Forschungen: *Klonische Zuckungen brauchen nicht notwendig corticaler Genese zu sein.*

3. Handelt es sich beim epileptischen Geschehen um Reiz- oder um Enthemmungserscheinungen?

HARTENBERG hat auf Grund klinischer Überlegungen die Theorie entwickelt, daß es sich im Anfallsgeschehen nicht um Reiz-, sondern um Enthemmungserscheinungen handele. Diese Auffassung geht letzten Endes zurück auf H. JACKSON. FOERSTER hat dagegen betont, daß der faradische Strom, durch den mit Sicherheit bei Tier und Mensch epileptische Anfälle ausgelöst werden können, ein exquisiter Reiz sei. Auch die Hirnkrampfgifte, wie Strychnin, Campher, Cardiazol, Coffein, Mezcalin usw., die ausgesprochene Reizgifte sind, regen die grauen Teile zu abnorm starker Tätigkeitssteigerung an.

Zu dieser Frage hat auf Grund hirnbioelektrischer Untersuchungen am Menschen bisher allein BERGER Stellung genommen. Nach seiner Auffassung handelt es sich bei den motorischen Entladungen um eine Enthemmung der Rinde. Er erklärt auf Grund seiner Untersuchungen mit Narkotica die KS-Anfälle als Enthemmungserscheinungen. Tierexperimentell wurden KS-Entladungen bisher nur bei *Reizung* grauer Teile des Zentralnervensystems beobachtet, sie sind ein Ausdruck abnorm gesteigerter Tätigkeit. Die hirnbioelektrischen corticalen Erscheinungen, die man im Zusammenhang mit epileptischen Phänomenen bei Tier und Mensch beobachtet, sind entweder KS oder solche Abänderungen der normalen Tätigkeit, die sekundär in Auswirkung der gesteigerten Tätigkeit eines primären Fokus auftreten. Dies wurde ausführlich dargelegt. Bei tierexperimenteller Epilepsie wurde bioelektrisch nie zuerst Reduktion (Hemmung), dann Steigerung (Enthemmung) beobachtet, sondern stets zuerst eine Steigerung der Tätigkeit. BERGER nimmt in seiner Hypothese an, daß ein diencephales Tonuszentrum primär in Erregung gerate und die Rinde sekundär enthemme. Allerdings pendelt nach ihm das Tonuszentrum zwischen Erregung und Hemmung hin und her. Wir betonen nur, daß das *primäre* Geschehen in abnorm gesteigerter Tätigkeit besteht, wie dies auf Grund hirnbioelektrischer Kriterien aus den Befunden mit hinreichender Sicherheit geschlossen werden kann. Wie man die auf nervösem Wege bedingte Abänderung der Rindentätigkeit bezeichnet, ist ein sekundäres Problem. Stellte sie eine Enthemmung dar, so müßte man erwarten, daß der Eigenrhythmus der differenten grauen Teile besonders deutlich zum Vorschein käme. BERGER hat keine lokalisierten Ableitungen vorgenommen. Auf Grund der eigenen wie auf Grund der abgebildeten

Kurven anderer Autoren muß hervorgehoben werden, daß gerade der Rhythmus der Entladungen über allen Teilen der Rinde gleich ist, während die Kurvenform örtlich etwas verschieden sein kann. Bei einer Kranken konnte folgendes beobachtet werden: Bei ihr traten spontan und durch Hyperventilation ausgelöst KS-Anfälle auf, die zunächst eine unregelmäßige Aufeinanderfolge der Entladungen zeigten, um dann in ein streng rhythmisches Geschehen überzugehen. Erst von diesem Augenblick an bestand Bewußtlosigkeit (s. Anfang der Abb. 11). Die Rhythmisierung ist ein Ausdruck gleichartig fortgeleiteter abnormer Erregungsstöße von einem primären Zentrum, nicht dagegen Ausdruck einer Enthemmung der differenten grauen Teile.

4. Zur Frage der Anfallsbereitschaft.

Es ist eine verbreitete Auffassung, daß das Wesentliche in der Entstehung des epileptischen Anfalles die Bereitschaft des Gehirns zur Krampfreaktion auf endogene und exogene Reize sei. Diese Reaktionsbereitschaft sei verschieden bei verschiedenen Individuen, und zwar aus Anlage oder auf Grund zusätzlicher Bedingungen. „Die gleiche Noxe, von gleichem Sitz, von gleicher Intensität, gleicher Dauer, führt bei dem einem Individuum zum Anfall, bei einem anderen nicht" (FOERSTER).

FOERSTER hat in seinem Epilepsiereferat 1926 bei der Besprechung der Krampfreizschwelle die zahlreichen Faktoren aufgeführt, welche diese nach klinischen Erfahrungen erniedrigen, d. h. die Reaktionsbereitschaft erhöhen sollen.

KORNMÜLLER zeigte an Tieren, daß bei Erhöhung der Krampfbereitschaft durch Gifte (z. B. Mezcalin parenteral, Strychnin lokal) in Auswirkung von Sinnesreizen über den Sinnesfeldern statt der Aktionsströme KS-Anfälle auftreten, die über mehr oder weniger große Rindengebiete irradiieren können. GOZZANO hat diese Beobachtungen zum Ausgang seiner Untersuchungen über die Reflexepilepsie gemacht. Es war natürlich außerordentlich wichtig, zu untersuchen, ob ähnliche Befunde auch am Menschen festzustellen waren. Dies würde bedeuten, daß es gelingt, mit Hilfe hirnbioelektrischer Kennzeichen die Phase der Anfallsbereitschaft zu erkennen, und zwar bereits dann, wenn sie sich noch nicht in klinischem Anfallsgeschehen manifestiert. Es könnten Anhaltspunkte gewonnen werden für einen reflektorischen Charakter der Krankheit. Die Frage, wie sich das Gehirn der Epileptiker gegenüber Reizen verhält, die auf dem Blutwege wirken, war unter klaren Bedingungen bei Fällen mit fokaler corticaler Epilepsie zu prüfen. KORNMÜLLER zeigte im Tierexperiment, daß bei parenteraler Verabfolgung eines Krampfgiftes ein früher gesetztes Fokus zuerst anspricht. Oben wurde an Beispielen von fokaler corticaler Epilepsie beim Menschen gezeigt (S. 283), daß sowohl durch Cardiazol als auch durch erzwungene Wasseranreicherung unter Hypophysenhinterlappenwirkung ein Fokus aktiviert werden kann.

Bei der genuinen Epilepsie liegen Erfahrungen größeren Umfanges für den Hyperventilationsversuch vor. JUNG z. B. gibt an, daß bei neun Zehnteln von 30 untersuchten Fällen abnorme Abänderungen der Hirntätigkeit zu erkennen waren, auch wenn es nicht zum Anfall kam. Wenn es tatsächlich so wäre, so wäre ein ausgezeichneter Ausgangspunkt für weitere Analysen des Geschehens gegeben. KORNMÜLLER und JANZEN konnten aber einen solchen Prozentsatz nicht bestätigen. Es sei erneut hervorgehoben, daß klinisch eindeutige Auraerscheinungen — selbst ein Anfall — einsetzen können, ohne daß zur Zeit sicher faßbare corticale Abänderungen erfolgen. Das abnorme Geschehen, das mit der Anfallsbereitschaft verknüpft ist, braucht sich nicht cortical überhaupt nicht auszuwirken und ist mit Hilfe der bioelektrischen Methode daher unmittelbar nicht zu erfassen. Durch Sinnesreize konnten bisher im Wachzustand bei Epilepsiekranken keine Abänderungen der hirnbioelektrischen Tätigkeit hervorgerufen werden, weder im Sinne der Hemmung noch der Steigerung, insbesondere ist bis jetzt noch kein Fall bekannt, bei dem es gelang, durch Sinnesreize KS-Anfälle auszulösen. Im Schlaf kann es anders sein. Nach den Untersuchungen von LOOMIS, HARVEY und HOBART ist es ein Kennzeichen des physiologischen (und auch des pathologischen Schlafes, JANZEN), daß in Auswirkung von Sinnesreizen aus dem charakteristischen hirnbioelektrischen Schlafbild mit reduzierter Spannungsproduktion die Spontanschwankungen des Wachzustandes vorübergehend wieder auftreten. — Bei Epilepsiekranken konnten wir erstmalig beobachten, daß auf Sinnesreize im tiefen Schlaf kurze KS-Anfälle auftraten ohne klinische Erscheinungen[1]. Die Krampfbereitschaft, d. h. die Bereitschaft des Gehirns zu abnormen Entladungen, manifestiert sich also. Ganz erstaunlich ist die Tatsache, daß bei Epileptikern im tiefen Schlaf auch spontan KS-Anfälle auftreten können, wobei zu bemerken ist, daß sie mit zunehmender Schlaftiefe in einzelnen Fällen verschwinden können (s. JANZEN und KORNMÜLLER). Die Tätigkeit des diencephalen Schlafzentrums kann also die abnorme Rindentätigkeit beeinflussen. Diesen Beobachtungen reihen sich auch die Befunde von GIBBS und seinen Mitarbeitern und HYLAND, GOODWIN, HALL über den günstigen Einfluß der Hirnstammnarkotica auf die spontan bestehende abnorme hirnbioelektrische Hirntätigkeit bei Epileptikern an. Die Anfallsbereitschaft als solche kann sich also unter Umständen manifestieren. Sie braucht es aber nicht. Dies ist deswegen nicht erstaunlich, weil das wesentliche neurale Geschehen sich offenbar nicht cortical abspielt (s. oben). (Weitere Ansatzpunkte sind gegeben in den Untersuchungen von GIBBS und GRASS.) Wir haben zu der Frage, ob es gelingt, die Phase der Anfallsbereitschaft auf Grund hirnbioelektrischer Kennzeichen zu bestimmen, noch unveröffentlichte Untersuchungen angestellt. Dabei wurden die betreffenden Kranken wochenlang klinisch und hirnbioelektrisch kontrolliert. Es wurden auch 24 Stunden lang fortlaufende Registrierungen vorgenommen. Die Anfälle kamen überraschend. Ihr Nahen konnten wir bisher an Änderungen des hirnbioelektrischen Bildes nicht erkennen.

Es ist also hervorzuheben, daß die hirnbioelektrischen Studien uns bisher keine allgemeinen Erkenntnisse über das Wesen der Anfallsbereitschaft vermittelt haben. Das Wesen der Krankheit Epilepsie kann auch durch die Erforschung des nervösen Geschehens allein — also der Vorgänge im reagierenden Organ — nicht ergründet werden. Man muß aber den „neuralen Faktor" stärker, als es in der menschlichen Epilepsieforschung der letzten Jahre geschehen ist, in den Vordergrund stellen.

C. Untersuchungen zur Pathogenese.

Es ist eine allgemeine klinische Regel, ein Geschehen, das akut einsetzt, mit dem Gefäßsystem in Zusammenhang zu bringen. FOERSTER hat, von Beobachtungen bei Operationen ausgehend, die bekannte angiospastische Theorie über die Entstehung des epileptischen Anfalles weiter begründet, die viele Anhänger hat. Die Untersuchungen der SPIELMEYER-Schule über die bei Anfallskranken nachweisbaren anatomischen Veränderungen im Bereich des Zentralnervensystems wurden vielfach zugunsten der Hypothese verwertet. Sie zeigen, daß Kreislaufstörungen im Zusammenhang mit dem Anfall auftreten, eine Tatsache, die außer Zweifel steht. Anatomisch kann an den nachweisbaren Folgen von Kreislaufstörungen aber nicht bewiesen werden, daß diese das Primäre des Anfallsgeschehens seien. Die makroskopischen Beobachtungen von FOERSTER sind nicht unwidersprochen geblieben (PENFIELD, PENFIELD, SANTHA und CIPRIANI). Auch bei Tierexperimenten wird makroskopisch die Erbleichung des Cortex in vielen Fällen vermißt (v. MONAKOW, KORNMÜLLER). Es ist ein wesentliches Ergebnis neuerer Untersuchungen von SCHOLZ, gezeigt zu haben, daß makroskopische Beobachtungen nicht ausreichend sind, daß vielmehr in der Tiefe der Furchen Angiospasmen bestehen können, während die Oberfläche der Windungen noch normal durchblutet erscheint. Durch makroskopische und histologische Untersuchungen wird die Frage nicht endgültig zu klären sein.

---

[1] GRÜTTNER wird im Rahmen der Untersuchungen am Kaiser Wilhelm-Institut für Hirnforschung auf diese Frage besonders eingehen.

Daß es ein Anfallsgeschehen gibt, verbunden mit oder durch Angiospasmen, vermutete schon H. JACKSON, der an einen im Verlaufe eines Gefäßes fortschreitenden Angiospasmus dachte. Bei den sog. angiospastischen Zuständen, die bei Hypertonikern als Ursache der Anfälle angenommen werden, handelt es sich offenbar darum, daß ein anatomischer Schaden durch kleine Massenblutungen zur Reizquelle wird, die fokale Rindenanfälle bzw. generalisierte Anfälle auslösen kann, ähnlich wie man dies bei lokaler Strychninisation beim Tier findet.

Die Lehre vom Angiospasmus als Ursache des epileptischen Anfalles mußte zwangsläufig therapeutische Versuche mit Spasmolytica anregen. Ohne auf die Literatur im einzelnen einzugehen (s. z. B. STAUDER [1]), darf festgestellt werden, daß allgemein anerkannte und ermutigende Erfolge dieser Therapie nicht zu einer Verbreitung verholfen haben, daß vielmehr die Barbitursäurederivate das Feld beherrschen (neben allgemeinen Maßnahmen), die nach bisherigen Erfahrungen und den Ergebnissen tierexperimenteller Untersuchungen (z. B. KEESER) elektiv dämpfend aus das Zwischenhirn wirken.

Gegen die Lehre von der kausalen Bedeutung des Angiospasmus bestehen auch klinische Bedenken. Die Wirkung des Angiospasmus ist die Anämie. Es gibt, wie zuerst KUSSMAUL und TENNER experimentell zeigten, sog. Verblutungskrämpfe, die aber mit epileptischen Anfällen nicht zu vergleichen sind. Bei den klinisch zahlreichen Formen der Anämisierung des Gehirns, vor allem im Kollaps, beobachtet man in der Regel keine Krämpfe. Es können allerdings, wie uns eigene Beobachtungen beim Kollaps (z. B. bei Zisternenpunktionen, beim orthostatischen Kollaps) lehrten, bei diesem tonische Streckzustände und gelegentlich sogar vereinzelte Kloni auftreten. Einen generalisierten großen Anfall sahen wir bisher nicht, und auch das Auftreten der leichten motorischen Erscheinungen ist als sehr selten und ungewöhnlich zu bezeichnen (s. auch KINNIER-WILSON).

KORNMÜLLER [3] hat auf Grund seiner tierexperimentellen Untersuchungen mit lokaler Strychninisation als wichtigsten Einwand gegen die Gefäßtheorie vorgebracht, daß die Ausbreitung der abnormen bioelektrischen Erscheinungen sich an cytoarchitektonische und faseranatomische Einheiten hält, nicht aber an Gefäßbezirke. Diesen Einwand gegen die angiospastische Hypothese kann man auf Grund der hirnbioelektrischen Studien im Anfallsgeschehen beim Menschen nicht in der gleichen Eindeutigkeit wiederholen, weil ausreichende befundmäßige Unterlagen noch nicht vorhanden sind. Immerhin kann man darauf verweisen, daß beim generalisierten Anfall neben Orten mit KS-Entladungen auch solche nachzuweisen sind, an denen die Spontanschwankungen unverändert weiterbestehen, obwohl sie zum gleichen arteriellen Versorgungsgebiet gehören (s. z. B. Besprechung zu Abb. 6). Es sind aber auch andere Einwände möglich auf Grund hirnbioelektrischer Befunde. HARE (zitiert nach KINNIER-WILSON) hat bestimmte Änderungen im Kreislaufgeschehen und bestimmte Phasen des Anfallsgeschehens als gekoppelt angesehen. Unmittelbar vor dem Anfall kommt es nach ihm zu einem Blutdruckabfall und entsprechend zu einer Hirnanämie, die Bewußtlosigkeit und tonische Phase bedingt. Mit der Verbesserung der cerebralen Zirkulation lösen sich die tonischen Spasmen, und die klonischen Konvulsionen beginnen. Bei Wiederherstellung des Blutdruckes und der cerebralen Zirkulation tritt der Schlaf ein und das Ende der Konvulsionen. Bereits die klinischen Beobachtungen bei Kollapszuständen sprechen gegen diese Bedeutung der Zirkulationsstörung. Der mit dem Anfall einsetzende Bewußtseinsverlust kann cortical mit abnormer Steigerung der bioelektrischen Spannungsproduktion verbunden sein oder aber mit einer solchen Tätigkeitsabänderung (s. oben S. 297), die Ausdruck einer auf nervösem Wege bedingten Beeinflussung von einem primär in gesteigerter Tätigkeit sich befindenden infracorticalen Fokus ist. Tierexperimentelle Untersuchungen von ASENJO haben aber ergeben, daß Anämisierung des Gehirns nicht Steigerung der bioelektrischen Spannungsproduktion bewirkt, sondern einfaches Verschwinden der normalen Spannungsproduktion. (Allerdings handelt es sich bei ASENJOS Versuchen mit Unterbindungen um eine sehr akute Änderung der Durchblutung. Es können Stadien übersprungen sein, die sonst auftreten. Sie sind also nicht ganz beweisend in diesem Zusammenhang.) Selbst bei lang anhaltenden KS-Anfällen können die abnormen Abläufe von Anfang bis Ende mit absoluter Regelmäßigkeit unverändert aufeinanderfolgen. Bei Schwankungen in der Stärke der Durchblutung — wenn diese als das Primäre angenommen würde — wäre dies sehr schwer vorstellbar. Wenn z. B. ein KS-Anfall 22 Minuten unverändert bestanden hat (s. Abb. 11), so würde man, wenn das neurale Geschehen Auswirkung von Durchblutungsschwankungen wäre, erwarten, daß Schwankungen in Form und Intensität der abnormen Erregungsabläufe aufträten und der Übergang zur normalen Tätigkeit ein allmählicher wäre. Dies braucht aber nicht der Fall zu sein. Der KS-Anfall kann plötzlich abbrechen, und sofort treten normale Spontanschwankungen wieder auf. Es muß an dieser Stelle auch darauf hingewiesen werden, daß man bei Epileptikern im tiefen Schlaf spontan KS-Anfälle auftreten sieht, ohne daß Störungen der Zirkulation oder andere klinische Erscheinungen erkennbar wären. Wäre die Kreislaufstörung primär eine lokale, so müßte man hirnbioelektrisch Zeichen eines Fokus finden (Abb. 3 und 4). Für eine lokale corticale Kreislaufstörung fand sich beim Anfallsgeschehen von Kranken mit genuiner Epilepsie kein Anhalt. Wird sie als allgemein aufgefaßt, so müßte bei allem Anfallsgeschehen eine gesetzmäßige, *stets* wiederkehrende Reihenfolge auch der corticalen hirnbioelektrischen Erscheinungen bestehen. Dies ist nicht der Fall. Insbesondere weisen die örtlichen Unterschiede der hirnbioelektrischen Tätigkeit über verschiedenen Stellen während der verschiedenen Anfallsformen darauf hin, daß nicht eine allgemeine und gleichmäßig wirkende Noxe vorhanden ist. Die Unterschiede der hirnbioelektrischen Bilder bei den verschiedenen Anfallsformen zeigen deutlich, daß Unterschiede der Lokalisation des primär neuralen Geschehens das Wesentliche sind.

Zusammenfassung: Auf Grund klinischer und hirnbioelektrischer Befunde beim Menschen ist es nicht wahrscheinlich, daß eine Hirnanämie, sei es durch Spasmen oder Versagen des allgemeinen Kreislaufs, die primäre oder wesentliche Manifestation des epileptischen Geschehens wäre. Die Eigengesetzlichkeit des neuralen — hirnbioelektrisch erfaßbaren — Geschehens spricht vielmehr dafür, daß dieses selbständig abläuft. Es kann durch die Annahme einer Anämisierung nicht hinreichend erklärt werden. Das vasale Geschehen erfolgt gleichzeitig oder ist Folge.

Diejenigen pathogenetischen Hypothesen, die sich mit dem „vegetativen System" der Epileptiker befassen (vgl. FRISCH, auch eigene Untersuchungen mit PETTE), sollen hier nicht besprochen werden. Derart gerichtete Untersuchungen (s. die Referate von STAUDER) haben gezeigt, daß man eine Fülle pathogenetischer Faktoren und Regulationsstörungen finden kann, aber nicht „eine zentrale" Störung.

Gerade diese Bemühungen haben den Symptomcharakter des epileptischen Geschehens besonders eindrucksvoll erkennen lassen und auf die Notwendigkeit hingewiesen, mit neuen Methoden zuerst das Problem des zentralnervösen Mechanismus erneut anzugehen. Das Ergebnis dieser Untersuchungen wurde im vorangehenden dargestellt. Klinische Gesichtspunkte sind dabei, soweit wie möglich, herangezogen.

SPRINGER-VERLAG / BERLIN

Infektionskrankheiten. (Handbuch der inneren Medizin, dritte Auflage, 1. Bd.) Mit 395 zum Teil farbigen Abbildungen. XVI, 1299 Seiten. 1934.
RM 90.—; Ganzleinen RM 96.—

Einleitung. — Sepsis. — Die Anginen. — Akuter Gelenkrheumatismus. — Erysipel. — Schweinerotlauf beim Menschen. — Influenza, Grippe. — Akute allgemeine Miliartuberkulose. — Akute Exantheme. — Pocken (Blattern, Variola). — Diphtherie. — Serumkrankheit und Serumanaphylaxie. — Tetanus. — Epidemische Kinderlähmung (Poliomyelitis anterior acuta, Heine-Medinsche Krankheit). — Meningokokkenmeningitis (übertragbare Genickstarre und andere Meningokokkeninfektionen. — Encephalitis epidemica (lethargica). — Febris herpetica. — Keuchhusten. — Parotitis epidemica. — Ruhr, Dysenterie. — Cholera asiatica. — Die typhösen Krankheiten. — Febris undulans. Maltafieber und Bangsche Krankheit. — Fleckfieber (Typhus exanthematicus) und andere Erkrankungen der Fleckfiebergruppe. — Wolhynisches Fieber. — Schlammfieber. — Haffkrankheit. — Weilsche Krankheit (Icterus infectiosus). — Aktinomykose, Rotz, Maul- und Klauenseuche, Trichinose, Milzbrand, Wut. — Psittacosis (Papageienkrankheit). — Tropenkrankheiten. — Lepra. — Pest. — Tularämie. — Namenverzeichnis. — Sachverzeichnis.

Klinische Infektionslehre. Einführung in die Pathogenese der Infektionskrankheiten. Von Dr. med. habil. **Felix O. Höring**, Oberarzt der II. Medizinischen Klinik und Dozent an der Universität München. Mit einem Geleitwort von Professor Dr. A. Schittenhelm. VIII, 184 Seiten. 1938. RM 9.60

Über die pathologische Anatomie der Spirochaetosis ictero-haemorrhagica Inada (Weilsche Krankheit). Von Professor Dr. **Renjiro Kaneko**, Fukuoka. Mit 6 mehrfarbigen und 2 einfarbigen Tafeln. 181 Seiten. 1923. (Springer-Verlag, Wien.) RM 5.70

Blutkrankheiten und Blutdiagnostik. Lehrbuch der klinischen Hämatologie. Von Dr. med. Dr. jur. h. c. **Otto Naegeli**, o. ö. Professor der Inneren Medizin an der Universität und Direktor der Medizinischen Universitätsklinik Zürich. Fünfte, vollkommen neubearbeitete und erweiterte Auflage. Mit 104 zum größten Teil farbigen Abbildungen. XVII, 704 Seiten. 1931. RM 77.40; Ganzleinen RM 80.64

Porphyrine und Porphyrinkrankheiten. Von Privatdozent Dr. **A. Vannotti**, Sekundärarzt der Medizinischen Universitätsklinik Bern. Mit 64 Abbildungen. VII, 286 Seiten. 1937. RM 27.—

Die Ergebnisse der Sternalpunktion. Von Professor Dr. **Norbert Henning**, Direktor der Medizinischen Klinik im Städt. Krankenhaus Fürth i. B., und Dr. **Heinz Keilhack**, Oberarzt der Medizinischen Klinik im Städt. Krankenhaus Fürth i. B. (Sonderdruck des gleichnamigen Beitrages in den Ergebnissen der inneren Medizin und Kinderheilkunde, Band 56.) Mit 19 zum Teil farbigen Abbildungen. VI, 90 Seiten. 1939. RM 12.—

Epilepsie. Vergleichende Pathogenese, Erscheinungen, Behandlung. Von Dr. **L. J. J. Muskens**, Amsterdam. („Monographien aus dem Gesamtgebiete der Neurologie und Psychiatrie", 47. Heft.) Mit 52 Abbildungen. VIII, 396 Seiten. 1926.
RM 27.—

Das „vegetative System" der Epileptiker. Von Dr. **Felix Frisch**, Leiter der Therapeutischen Versuchsanstalt für Epilepsiekranke am Steinhof-Wien. („Monographien aus dem Gesamtgebiete der Neurologie und Psychiatrie", 52. Heft.) IV, 57 Seiten. 1938. RM 4.32

Zu beziehen durch jede Buchhandlung

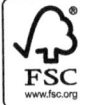

MIX
Papier aus verantwortungsvollen Quellen
Paper from responsible sources
FSC® C105338

If you have any concerns about our products,
you can contact us on
ProductSafety@springernature.com

In case Publisher is established outside the EU,
the EU authorized representative is:
**Springer Nature Customer Service Center GmbH
Europaplatz 3, 69115 Heidelberg, Germany**

Printed by Libri Plureos GmbH
in Hamburg, Germany